L'OSTÉOPATHIE : UNE RÉVOLUTION THÉRAPEUTIQUE

À tous ceux qui cherchent,
Au-delà du confort du connu.

Je trouve en l'Homme un univers en miniature.
Je trouve la matière, le mouvement et l'esprit.
Andrew Taylor Still (fondateur de l'Ostéopathie)

L'ignorant n'est pas celui qui manque d'érudition
Mais celui qui ne se connait pas lui-même.
Jiddu Krishnamurti

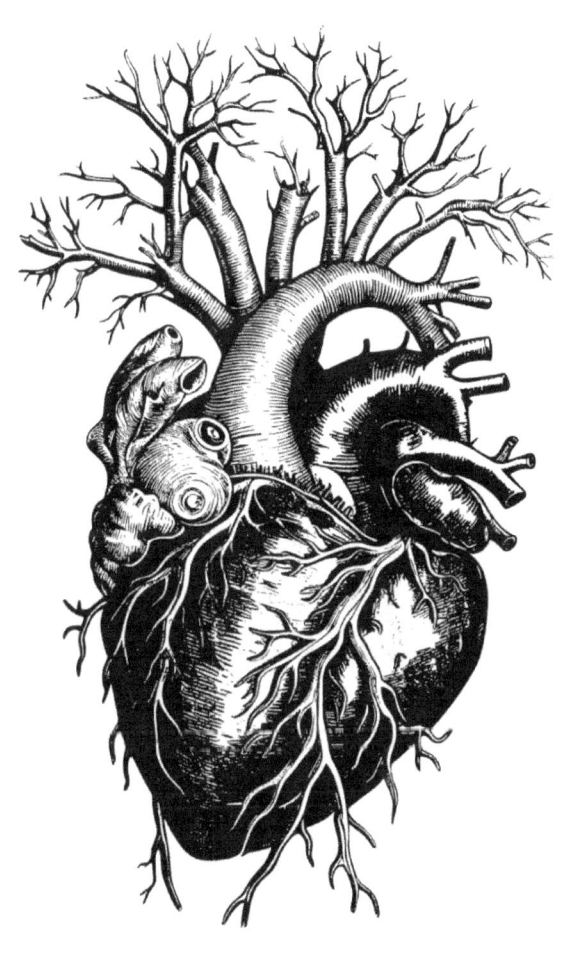

AVANT-PROPOS

L'Ostéopathie existe depuis les années 1800, lorsque son fondateur Andrew Taylor Still déposa les premières pierres d'une nouvelle médecine révolutionnaire. Révolutionnaire par sa pratique, exclusivement basée sur la thérapie manuelle, mais aussi par sa vision originale de l'Humain. Nous observons une véritable explosion du nombre de ces thérapeutes en France ces dernières années (multiplié par 6.5 de 2002 à 2016, en 2023 nous sommes presque 40 000[1]), trois français sur cinq consultent un ostéopathe[2] en 2016. Cela en fait la médecine au développement le plus rapide de l'histoire. Pourquoi un tel engouement ? Qu'est ce qui fait son succès ? C'est une médecine captivante par son mystère, sa complexité et par la subtilité de son savoir-faire unique… Que se passe-t-il dans la tête de votre ostéopathe ? Dans ses mains quand celles-ci bougent à peine ? Pourquoi untel fait craquer et pas l'autre ? Quelle est la différence entre l'ostéopathie et les autres thérapies manuelles ? Qu'en dit la science ? Il existe beaucoup de fausses croyances sur la médecine ostéopathique. Nombreux sont ceux qui en parlent sans réellement savoir, n'ayant jamais consulté un ostéopathe, et encore moins pris la peine de s'intéresser aux études scientifiques

---

[1] SFDO Syndicat français des ostéopathes, *La démographie des Ostéopathes en France*.
[2] Magalis Peris. (2019). *Démographie des experts/ostéopathes*. La Direction de la Recherche, des Etudes, de l'Evaluation et des Statistiques (DREES) INSEE

sur le sujet. Cette approche échappe souvent à nos conceptions traditionnelles du corps humain et de ses pathologies. C'est un métier complexe, où la vulgarisation ne peut se permettre d'être hasardeuse, au risque de créer de nouvelles idées préconçues erronées. Cet ouvrage permettra au profane de mieux comprendre la pratique ostéopathique et son approche originale. Il vous permettra de mieux comprendre la profession, mais aussi votre propre corps, et même votre être dans son ensemble. Plus vous vous familiariserez avec cette méthode thérapeutique, plus vous en apprendrez sur vous-même. L'ostéopathie a beaucoup à offrir à tout un chacun, afin d'être plus acteur de sa propre santé, davantage conscient de soi-même.

La philosophie des concepts fondamentaux, les origines de cette approche, ses techniques uniques, l'impact de notre stress et de nos émotions sur notre santé ainsi que des conseils pratiques pour mieux les gérer. Les réflexions de cette médecine apportent une lucidité physique et mentale non négligeable pour une qualité de vie optimale.

J'ai enfin pu poser ici ce que nous ne pouvons pas expliquer en consultation par manque de temps. Nous préférons parler de ce qui concerne le patient, sa vie, son état physique et mental du moment, sacrifiant parfois la précision souhaitée dans les explications attendues sur notre profession. Ici, j'ai pu retranscrire la totalité des explications qui vous permettra de bien comprendre ce que votre ostéopathe fait, illustrées par des anecdotes et exemples cliniques pour une compréhension la plus proche de la réalité *pratique* possible. Je vous souhaite à présent une excellente lecture.

TABLE DES MATIERES

Partie 1 : La médecine ostéopathique (p.6)

Chapitre 1 : Ses origines (p.6)

Chapitre 2 : Les concepts, base philosophique de l'ostéopathie (p.13)

Partie 2 : La pratique (p.38)

Chapitre 1 : Le bilan (p.38)

Chapitre 2 : Le traitement (p.50)

Partie 3 : La sphère psycho-émotionnelle et l'ostéopathie (p.62)

Chapitre 1 : Les effets du stress et des émotions sur le corps (p.62)

Chapitre 2 : La prise en charge psycho-émotionnelle en ostéopathie (p.66)

Partie 4 : La « reconnaissance » scientifique et juridique (p.81)

Partie 5 : Pourquoi un tel engouement pour l'ostéopathie en France ces dernières années ? (p.92)

Partie 6 : Implications diverses de la philosophie ostéopathique (p.97)

Chapitre 1 : Implications physiques (p.97)

Chapitre 2 : Implications psychologiques (p.109)

Chapitre 3 : Mode de vie (p.112)

Partie 7 : Remboursements des consultations et tarifs (p.124)

Partie 8 : Cas cliniques (p.129)

Partie 9 : Le *Spiritus* (p.146)

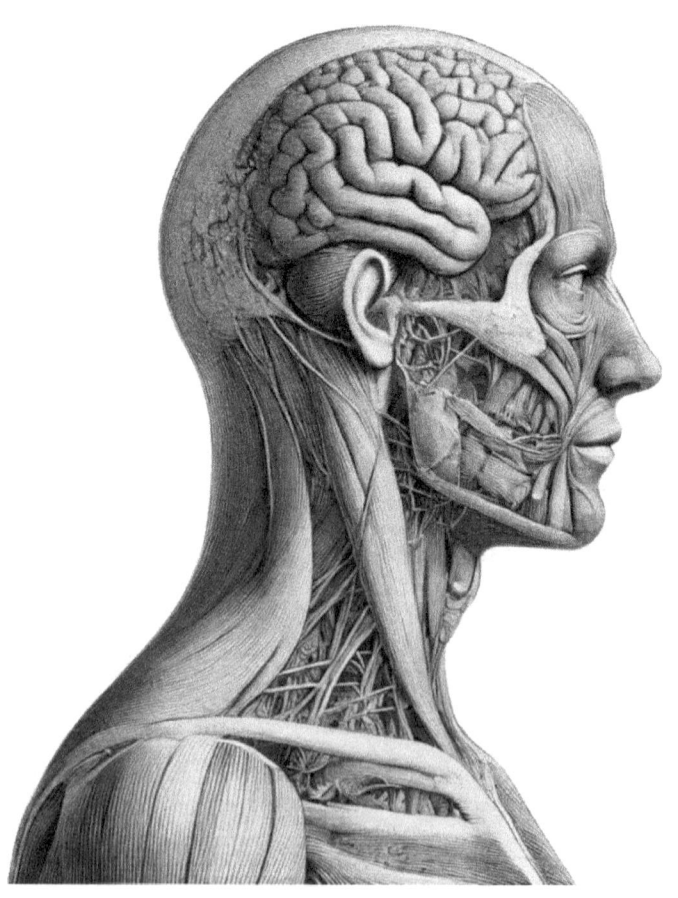

Partie 1 : La médecine ostéopathique
Chapitre 1 : Ses origines :

Commençons par une courte plongée dans l'Histoire. Le point de départ prend racine chez l'homme considéré comme le père de l'Ostéopathie : Andrew Taylor Still. Né en 1828, il a grandi dans le Missouri. C'était un *pionnier* américain : Il vivait à la frontière de l'Ouest Américain, terres « sauvages » et dangereuses. A la frontière, il n'était pas rare de croiser des serpents venimeux long de trois mètres, des panthères et même des ours. A cette époque, tout était à faire dans ces contrées pour s'y établir durablement. Défricher des champs, construire des églises, des écoles etc… Ce contexte forçait à la débrouillardise, à l'affût de la meilleure optimisation et des découvertes « technologiques » qui rendraient leur vie plus facile (c'est l'époque de la révolution technologique agricole, de la découverte de l'électricité etc…). Le jeune Andrew devait donc aider à la ferme, et aussi chasser. Ses premières observations et connaissances anatomiques viennent d'ailleurs de la chasse : le dépeçage, l'éviscération…

Il est également important de dire qu'il était chrétien de l'Eglise Méthodiste. Cette église encourage la raison « Renoncer à la raison c'est renoncer à la religion […] une religion irrationnelle est une religion fausse »[3].

---

[3] J. Wesley, fondateur de l'église méthodiste, voir : (1770). *Lettres*, V, 364

Sa vie de pionnier et son éducation religieuse ont donc posé les bases d'un esprit ouvert et pragmatique. Fort de ces qualités, il devint médecin, et il ne fallut pas longtemps pour qu'il remette en question les méthodes de soins de l'époque.[4]

Andrew appelait les médicaments « drogues » et en avait horreur. Il faut dire qu'en ces temps, beaucoup de traitements étaient centrés sur l'alcool (60% des prescriptions médicales pendant la guerre de Sécession était du whiskey), voire de l'éthanol pur à boire pour un rhume, et parfois même du mercure (totalement toxique) prescrit pendant des années. Pour la douleur, on donnait de l'opium aux effets secondaires dévastateurs, en plus de rendre les patients fortement dépendants. Andrew pratiqua au cours de la guerre de Sécession en tant que chirurgien en plus de soldat, et il progressa jusqu'à devenir commandant pour les abolitionnistes (il s'illustra toute sa vie comme farouche défenseur de la liberté). Il vécut au sein de la tribu Shawnee pendant quelques temps jusqu'à en apprendre la langue. Certains pensent qu'il y a appris des concepts et des techniques de la médecine amérindienne, qui lui auraient inspiré les concepts primordiaux de l'ostéopathie, mais il n'en a pas parlé personnellement à ma connaissance. En quête d'améliorer sa pratique, il en vint à profaner des tombes afin d'effectuer des dissections clandestines. Il cherchait à affuter son érudition anatomique, mais en gardant une réserve très

---

[4] Andrew T. Still, (1908). *Autobiography of Andrew T. Still with a History of the Discovery and Develoment of the Science of Osteopathy*. Kirksville.

intéressante, rapportée par un étudiant de son école : « [...] les structures ont un aspect et procurent une sensation complètement différente selon que le tissu est mort ou vivant [...] Celui dont on a besoin, c'est celui qui peut trouver et réparer les choses qui ne vont pas pendant que le patient est vivant, non pas après qu'il soit mort. »[5] La perte de trois enfants et de sa première femme de maladies diverses renforça sa conviction que les « drogues » étaient une déviation néfaste à peine capable de soulager les symptômes, encore moins traiter les maladies. Il dit « Toutes les autorités que j'avais rencontrées ne pouvaient détacher leurs yeux des effets pour les tourner vers les causes ». Cette citation sonne juste encore aujourd'hui pour bien des façons d'appréhender des pathologies. Il poussa sa réflexion jusqu'à penser que Dieu avait forcément donné aux Hommes la capacité de se traiter eux-mêmes. La fièvre, les douleurs, les rhumatismes ne seraient pas des problématiques de source extérieure mais la conséquence d'un dérèglement physiologique interne rendant le corps vulnérable (nous ne sommes pas aussi absolus aujourd'hui, connaissant la réalité multi factorielle des maux, mais cela pose une réflexion très importante, totalement nouvelle surtout à son époque). Le but serait donc de rendre au corps son plein potentiel d'*auto guérison*. Se servir dans la « pharmacie de Dieu » comme il l'appelait. Il parlait déjà des concepts de vascularisation, et même de « chimie » qui

---

[5] H. H. Gravett. (1948). *Echoes from Dr. Still's Lectures to the Class of Ninety-Six*, Academy of Applied Osteopathy, *Year Book*, 48-51 – Traduction: Emmanuel Piquemal, janvier 2013.

permettait le bon fonctionnement du corps (avant même la découverte de l'existence des hormones). Imaginant la métaphore de champs mal irrigués, il fallait rétablir cette irrigation pour que les tissus vivants récupèrent leur plein état de santé. En tant que médecin, il utilisait toujours certains médicaments, mais plus il évoluait dans sa pratique, plus il favorisait les pratiques naissantes ostéopathiques même pour des maladies comme l'érysipèle, l'asthme, ou encore la dysenterie. A cette époque, la dysenterie était particulièrement meurtrière, surtout chez les enfants. C'est une infection sévère du système digestif, souvent causée par l'ingurgitation d'eaux usées contaminées (elle est encore très présente dans les pays en voie de développement). Lors de ses premiers essais, Still permit la guérison d'une soixantaine d'enfants atteints de dysenterie en travaillant exclusivement en ostéopathie, en traitant leur ventre avec une approche tissulaire (nous verrons plus tard ce que cela désigne). Il n'existait pas encore de traitement médical, donc ceci établit le début de sa renommée. D'après ses dires, il aurait pratiqué une vingtaine d'accouchements (à l'époque du début de ses essais, il en pratiqua ensuite des centaines au fil de sa carrière) presque sans douleur d'après lui, sans aucune déchirure et sans forceps en accompagnant la naissance par ses mains sur le ventre et le bassin (à l'époque, les médecins de villages s'occupaient souvent des accouchements, bien souvent directement chez les patients). Plus tard, il écrivit même « Les explorations et les traitements effectués par un ostéopathe digne du titre de DO (Diplômé d'Ostéopathie) permettent d'obtenir la délivrance des enfants dans neuf cent quatre-vingt-dix-neuf cas sur mille sans autre instrument que ses mains »[6]. Bien que potentiellement dans l'exagération, il soulève l'importance d'une approche tissulaire d'écoute, afin d'aider le travail de l'accouchement en respectant le plus possible la physiologie naturelle. Aujourd'hui, de plus en plus d'ostéopathes sont invités en milieu hospitalier dans les services obstétriques avec des effets remarquables sur les complications liées à l'accouchement. Aujourd'hui, ce n'est absolument pas dans nos compétences de pratiquer un accouchement, mais seconder les sages femmes dans leur travail peut être très intéressant, suite à un accouchement (et peut être même pendant ?), pour la mère comme pour le nourrisson. Encourageons ces initiatives car il ne peut qu'en sortir du positif pour les patients (cf. études rapportées dans la Partie 4).

Still attira fortement l'attention par sa façon de travailler. Cela suscita forcément les critiques. Accusé de possession démoniaque par des pasteurs, de fou, de dangereux pour la communauté d'après des médecins... Il est amusant de constater que de telles critiques persistent de nos jours, dispensées par des personnes probablement apeurées par ce qu'elles ne comprennent pas. Ils en font une guerre entre la Médecine et l'ostéopathie, au lieu de s'intéresser à la

---

[6]Andrew Taylor Still. (1902). *Philosophie et principes mécaniques de l'ostéopathie*. Traduction Pierre Tricot pp. 246-247

nouveauté et réfléchir à comment travailler ensemble pour le bien des patients.

Heureusement, de nos jours de plus en plus de thérapeutes s'associent à un ostéopathe de confiance pour travailler ensemble et je ne doute pas que le futur ira en ce sens. La médecine conventionnelle et la médecine ostéopathique sont sœurs, et en faire des ennemis n'aide personne, et révèle une mentalité étroite.

Still était incroyablement en avance sur son temps. La remise en question des traditions médicales établies, les concepts d'auto guérison, de vascularisation, l'idée d'un équilibre chimique... Malgré les insultes et les pressions de nombreux pasteurs et médecins, il établit une école au succès international. La médecine traditionnelle a bien évolué depuis les prescriptions de wiskey, mais elle persiste encore beaucoup à traiter les symptômes au lieu des problèmes à leur source. Cependant, elle a fortement gagné en efficacité sur les urgences et troubles graves. C'est pourquoi l'ostéopathie a toute sa place dans le paysage moderne aux cotés de ses consœurs, à visée curative, mais aussi préventive. La prévention est très peu présente dans les esprits, mais l'ostéopathie en est une arme redoutable. Avec notre bilan corps entier, il nous est aisé de déceler des problématiques avant même qu'elles ne provoquent des symptômes. C'est pourquoi il est intéressant de voir un ostéopathe même sans être sujet à des symptômes. C'est une forme d'hygiène à long terme. C'est plus difficile et douloureux de traiter une carie que de se laver les dents…

De son vivant, Still put voir le début de l'essor fulgurant de son enfant : l'ostéopathie. La première promotion de l'école qu'il fonda : American School of Osteopathy était au nombre de 63 diplômés. 10 ans plus tard, ils étaient 3948.[7] Aujourd'hui, ils sont environ 40 000 aux Etats-Unis (c'est devenu là-bas une spécialité de médecine).

Still exerçait la médecine allopathique, la chirurgie, l'obstétrique, et l'ostéopathie était pour lui une manière de combler les manques de ces disciplines. On ne peut pas dire que nous pratiquons de la même manière aujourd'hui, déjà parce que nous laissons évidemment la médecine aux médecins. Mais du point de vue de l'ostéopathie en elle-même, le savoir-faire a beaucoup évolué depuis. D'autres grands noms ont apporté leur pierre, que cela soit d'ordre philosophique ou pratique, ces deux aspects étant directement liés. Mais aussi au fil des découvertes scientifiques qui ont permis une compréhension approfondie de ce qui se passe dans nos mains, et donc la possibilité de peaufiner, modifier, voir supprimer des outils obsolètes.

---

[7]Andrew Taylor Still. (1908) *Autobiographie du fondateur de l'ostéopathie.* Traduit par Pierre Tricot, 2017

Chapitre 2 : Les concepts, base philosophique de l'ostéopathie :

Vous lirez probablement une bonne quantité de fois les mots « ostéopathe » et « ostéopathie » dans ce livre, donc autant commencer par leur signification.

Le mot « *ostéopathe* » se base sur les mots grecs « *osteon* » et « *pathos* ». Ceux-ci sont souvent traduits respectivement par « os » et « maladie ». Ce qui induit en erreur en pensant que c'est une médecine qui travaille seulement sur les os. En fait, l'os était seulement pour Still le début de ses recherches sur le corps humain. C'est l'armature du corps, donc un bon point de départ de réflexion, mais sans le prioriser vis-à-vis des autres tissus. Le grec est plus complexe et une autre traduction bien plus proche de notre philosophie peut être avancée.

« *Osteon* » peut être traduit également par « fonds de l'être humain », et « pathos » par « ce que l'on éprouve ». Ce qui donne : « Ce que l'on éprouve au fond de l'être humain ». C'est plus poétique, et surtout plus cohérent avec notre vision.

Naturellement, l'ostéopathie repose sur une connaissance approfondie du corps : l'anatomie, les physiologies multiples comme la neurologie, l'endocrinologie (étude des hormones), la biologie, la biomécanique, l'immunologie, la cardiologie et bien plus…

En tant qu'ostéopathe, nous avons le statut légal de « consultant de premier ordre ». Cela signifie qu'un patient peut nous consulter directement, sans passer par un médecin au préalable. Contrairement aux kinésithérapeutes ou aux autres auxiliaires médicaux, comme les infirmiers, une ordonnance n'est pas nécessaire. Cette responsabilité exige de notre part une connaissance approfondie permettant d'identifier si une pathologie demande une réorientation. En cas de besoin, reconnaitre les signes d'une urgence médicale est essentiel. C'est pourquoi notre formation théorique est particulièrement poussée.

Au-delà de ce savoir purement médical, l'ostéopathie repose sur des concepts précis qui sous-entendent des réalités complexes. Ces concepts principaux sont au nombre de quatre.

La *Globalité*, la *Règle de l'Artère*, la *Structure Gouverne la Fonction* et enfin l'*Auto guérison*.

Parfois nous parlons de 5 principes car le concept de Globalité peut se diviser en deux notions : *L'Unité du Corps*, et *la Globalité du Patient*. Voyons ce que tout cela veut dire.

L'Unité du Corps

C'est l'idée que tout est lié dans le corps humain, et ceci sur plusieurs plans. Tout d'abord le plan purement tissulaire. Il n'y a que très peu de vide au niveau anatomique. Contrairement à l'idée que l'on peut se faire en étudiant de beaux dessins d'anatomie, tout est en contact et en continuité. Il y a des plans de glissement, des fascias (gaine membraneuse qui recouvre les tissus tels que les muscles, organes etc… C'est la membrane blanche ou transparente que l'on observe sur des filets de poulet), des tissus interstitiels partout. En tirant sur un tissu, nous tractons un réseau ininterrompu de la tête aux pieds. Une problématique digestive peut impacter le dos par ses attaches ligamentaires directes, tout comme elle peut induire une attraction jusqu'aux cervicales par réaction en chaîne de plusieurs tissus intriqués. Il faut sortir de la vision simpliste, très compartimentée de l'anatomie. L'intestin grêle et l'utérus sont quasiment en contact. Une dysfonction de l'un peut influencer l'autre, qu'importe qu'ils soient de systèmes différents digestif/gynécologie. Ce que nous avons souvent tendance à oublier, et pourtant reste très logique vous en conviendrez. Plus compliqué, un changement d'appui dû à une entorse mal soignée à la cheville par exemple, induira peut-être une adaptation du bassin afin de maintenir une posture fonctionnelle, ce qui engendrera une cascade d'autres adaptations que le corps mettra en place afin de continuer à bouger le plus « normalement » possible. L'idée est que l'ostéopathe cherchera toujours à remettre la douleur ou la pathologie du patient **dans son contexte**. Une douleur, même très précisément localisée, existe dans un système complexe. Son environnement propre. Et nous devons comprendre ce système global afin de la prendre en charge de manière efficace.

C'est pourquoi une tendinite du tendon bicipital (au niveau de l'épaule), ne sera pas traitée en massant ou triturant ces tissus in-flammés, mais en comprenant l'organisation induisant cette inflammation. Par exemple, des pertes de mobilité au poignet, des tensions à l'épaule ou même des pertes de mobilité de certaines côtes peuvent rendre l'utilisation musculaire du biceps disharmonieuse, induisant une hyper sollicitation de certains tissus, produisant cette inflammation. Seul le bilan ostéopathique pourra le dire. Ceci explique pourquoi l'ostéopathie peut aider à la guérison de pathologies qui résistent aux traitements « classiques » de la médecine conventionnelle, même pendant des années. C'est que notre lecture est différente. Elle est globale, dite **holistique** (par définition une approche qui considère un système dans son ensemble, prenant en compte les interconnexions et interactions entre les différentes composantes de ce système). L'efficacité de la médecine classique dans les pathologies graves ou traumatiques est bien évidemment impossible à remettre en question. Mais elle présente bien des difficultés dans bon nombre de pathologies chroniques. Donc, retenez que tout ce qui est de l'ordre du *chronique* et globalement *tout ce qui n'est pas de l'ordre de l'urgence* mérite d'être bilanté par un ostéopathe, qui saura vous dire s'il peut vous aider ou si vous avez besoin d'une réorientation. Migraines, douleurs d'endométriose, problèmes digestifs, douleurs inexplicables, séquelles post-opératoires, fibromyalgie, infertilité… Il est impossible de donner une liste exhaustive des motifs de consultation pris en charge en ostéopathie. Contrairement à beaucoup de croyances, l'ostéopathie ne se borne pas aux problématiques articulaires et musculosquelettiques. Un ostéopathe se limitant à cet abord est par définition *hors-concept,* car il renie le concept d'Unité du Corps en ignorant une majeure partie de l'anatomie.

Cette idée d'Unité du Corps explique pourquoi vous pouvez sentir une douleur « bouger ». Comment des semelles orthopédiques peuvent soulager le dos, et comment des tensions au crâne ou même quelque chose d'aussi « insignifiant » qu'un piercing au nombril peut influencer votre centre de gravité (et oui c'est observable à la plateforme podométrique).

La Globalité du Patient

C'est la seconde notion de Globalité. Le corps, dans son ensemble, est lui-même à mettre dans son contexte à son tour. C'est-à-dire son environnement : les contraintes externes appliquées sur lui, le quotidien du patient, comme le manque d'activité physique ou le surentrainement, l'alimentation... On s'intéresse également à l'histoire de vie, les contraintes qui ont eu lieu dans le passé, donc les antécédents médicaux, les traumatismes, les sports pratiqués…, mais aussi toute la sphère psycho-émotionnelle. Il ne faut surtout pas sous-estimer l'impact direct, instantané et sur le long terme du stress et des émotions « verrouillées », sur le corps physique. Leur effet peut durer aussi longtemps que l'émotion n'est pas traitée. C'est plutôt bien accepté pour des maladies graves, mais sachez que certains organes et certains tissus sont très vulnérables aux changements hormonaux et neurologiques dus au stress. C'est pourquoi la psychologie est si importante pour nous, car à chaque bilan nous constatons l'impact d'un tel stress sur le corps physique : par exemple sur la capacité de mobilité d'un thorax, le plexus solaire qui perturbe à son tour le système digestif, les tensions musculaires cervicales et lombaires... Bref, le stress est un fléau dont la majorité des gens sous estiment grandement l'incidence sur leur santé, et même sur celle de leurs proches comme leurs enfants qui y sont très sensibles (on se soucie malheureusement parfois plus de leur confort matériel que de leur confort émotionnel).

L'OMS (Organisation Mondiale de la Santé) définit la santé comme « un état complet de bien-être physique, mental et social, *qui ne consiste pas seulement en une absence de maladie ou d'infirmité* ».

Globalement tout type de mal-être, les émotions mal gérées, les deuils non faits, l'anxiété chronique, tout ceci impacte le corps du sujet. Même si celui-ci ne présente pas encore de douleur spécifique, son corps est en souffrance, il n'est pas en état de santé optimal. C'est pourquoi nous posons souvent beaucoup de questions parfois sous couvert d'une conversation banale. Nous nous intéressons vraiment à la vie de nos patients, à la recherche d'une compréhension profonde de ce qu'il se passe sous nos mains, tout en évitant de paraître intrusif. Ces discussions amènent à la création d'une relation thérapeutique parfois très forte. Au fil des ans, nous suivons des familles entières, nous regardons des enfants grandir, évoluer, traverser des moments difficiles, des révolutions dans la vie de nos patients. Nous en sommes témoins et parfois même acteurs, lorsque notre aide a amené à des changements d'état de santé radicaux, physiques et mentaux.

Le but est de résoudre les problématiques et non d'apporter un confort éphémère. Si nous pensons que l'origine d'un problème physique est d'ordre psycho-émotionnel, alors le concept nous invite à travailler cet axe. Parfois simplement en discutant, parfois en donnant quelques clefs de gestion émotionnelle ou mentale (dont nous parlerons plus tard) ou bien en réorientant chez un thérapeute qualifié. Malheureusement, beaucoup de personnes diabolisent encore aujourd'hui la psychothérapie. On nous répond souvent « Je ne suis pas fou » quand la question d'une telle réorientation se pose. La plupart des gens déprécient grandement les effets positifs colossaux sur nous et notre entourage de travailler sur nos problématiques psychologiques personnelles. Ce que nous appelons développement personnel est d'ailleurs un axe de travail apportant souvent des améliorations physiques notables.

L'Unité du Corps et la Globalité du Patient sont deux concepts qui différencient déjà la Médecine Ostéopathique des autres thérapies, qu'elles soient manuelles ou non. Le but n'est pas de simplement connaitre ces idées intellectuellement, mais bien de les incarner dans notre pratique, en respectant toutes les implications que ces concepts soulèvent. Bien sûr, chaque ostéopathe comprend chaque concept à sa manière, avec son degré de sensibilité et son niveau de lecture. C'est ce qui est intéressant, notre compréhension personnelle évolue au fur et à mesure que nous évoluons nous-même. C'est une des multiples raisons qui explique pourquoi il y a autant d'approches et de manières de pratiquer qu'il y a d'ostéopathes.

Cas clinique : afin d'illustrer nos propos, je vous présente M. Flantier (les noms des cas cliniques ont bien sûr été modifiés par souci de secret médical, obligation légale autant qu'éthique). Il vient pour des lombalgies chroniques. En précisant à l'interrogatoire, il se trouve que sa douleur est une contracture des muscles paravertébraux (ils restent contractés en permanence), donc de chaque côté du bas de sa colonne. Si je m'attelais à masser ces muscles, ou à faire craquer des vertèbres lombaires sans bilan préalable, je serais considéré comme « hors concept ». Ça ne serait pas de l'ostéopathie, mais un traitement purement mécanique, car ce n'est pas respecter le concept d'Unité du Corps. L'idée est donc de faire fi de la zone douloureuse, et de faire un bilan corps entier. C'est le bilan correctement réalisé qui nous permet de connaitre les différentes interactions et influences se jouant sur ces lombaires. Il se trouve que ce bilan me révèle en effet une perte de mobilité des vertèbres lombaires, mais aussi des tensions profondes de certains ligaments digestifs. Il faut savoir que les viscères ne sont pas totalement libres dans l'abdomen, mais bien soutenues par des racines ligamentaires. Par exemple ici la racine du mésentère est le ligament qui soutient l'intestin grêle, en s'insérant en profondeur, en avant des vertèbres lombaires.

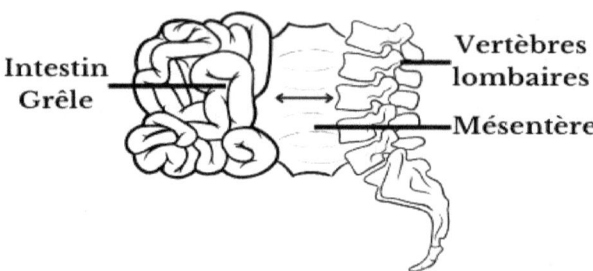

Schéma du mésentère avec ses insertions, vue de profil

Dans notre cas, ce ligament est en perte d'élasticité, sa tension vient tracter les vertèbres lombaires vers l'avant, réduisant leur mobilité. Ici, l'ostéopathe priorisera le traitement de ces viscères et leur attache profonde, au lieu de perdre du temps sur les muscles du dos qui ne font que **compenser**.

Cette notion de compensation est très importante. Il faut bien comprendre que le corps humain est vivant. Il est en perpétuelle adaptation vis-à-vis des contraintes externes, et internes. Pour notre cas clinique, sa douleur ressentie, musculaire, est une **adaptation** qui permet d'équilibrer les contraintes. Bien que ce ligament ne soit pas douloureux, car il n'est pas innervé par les nerfs de la douleur, c'est bien lui la véritable dysfonction. Mettre du chaud, prendre un décontractant musculaire ou bien recevoir un massage détendra les muscles sur le moment, mais la tension reviendra systématiquement tant que la tension interne perdurera. Car cette tension musculaire est bénéfique. Elle maintient l'équilibre des contraintes.

Respecter l'Unité du Corps, c'est traiter les dysfonctions en amont du symptôme. Et c'est notre Bilan qui nous permet de bien comprendre les tenants et aboutissants des interactions (nous verrons plus tard comment nous faisons). Pour le même symptôme, type lombalgie chronique, il peut exister une multitude d'organisations différentes. Ici, la dysfonction à l'origine de la douleur est viscérale, pour un autre elle sera peut-être posturale, les séquelles d'une entorse mal soignée à la cheville par exemple. Un appui déséquilibré (souvent totalement inconscient) induira une adaptation du bassin, peut-être une vrille des lombaires et donc la même adaptation : la tension des muscles paravertébraux lombaires. Le symptôme sera identique pour ces deux patients, ils seront traités indistinctement en médecine allopathique (avec des décontractants probablement). Mais le traitement ostéopathique, lui, sera tout à fait différent. C'est pourquoi l'Unité du Corps est si importante. Elle nous permet d'être *juste* pour chaque patient, dans son individualité. C'est ce concept qui nous a poussé à développer une manière de bilanter un corps avec précision, tout en gardant une vision globale. Notre compréhension des mécanismes qui induisent une douleur afin de la traiter efficacement est originale, et surtout complémentaire de l'approche allopathique (traitement axé sur les symptômes) moderne.

Nous avons illustré le concept d'Unité du Corps, parlons maintenant d'un autre exemple de cas clinique afin d'illustrer le concept de Globalité du Patient.

Cas clinique : M. Dallas est un ouvrier, père de deux enfants présentant de fortes céphalées (maux de tête) depuis quelques semaines. Il a le regard fuyant, ne s'étale pas dans les détails à l'anamnèse (la consultation débute naturellement toujours par une discussion afin de s'informer des antécédents médicaux, comprendre les symptômes du patient, son mode de vie etc…). Je l'invite donc rapidement à passer sur la table une fois les pathologies potentiellement graves écartées. Le Bilan est étrange. Le crâne ne présente que très peu de dysfonctions. Il y a des tensions musculaires à la mâchoire, mais aucune dysfonction vraiment importante expliquant cela. Le diaphragme respire mal et le foie est en légère dysfonction. Les côtes ont tendance à être attirées vers la fermeture, en « écrasant » le foie.
Le sternum (l'os du milieu du thorax) est également en perte de mobilité dans quasiment tous les axes, sauf en translation vers le bas. Le patient a du mal à se détendre sur la table, garde les yeux ouverts. Le bilan n'est pas très clair alors je me mets au crâne, et l'encourage à fermer les yeux et bien détendre la mâchoire et le reste du corps. Je commence en travaillant sur les muscles de la mâchoire en fonctionnel (on expliquera plus tard comment). Au bout de quelques minutes les yeux de M. Dallas bougent sous ses paupières, ce qui est le signe d'un état d'hypnose : ceci arrive naturellement lorsque le patient est détendu et que nous travaillons

en fonctionnel, surtout au niveau du crâne. Je profite de ce nouvel état pour poser la question « Y a-t-il quelque chose en particulier qui vous tracasse en ce moment ? ». Sa première réaction est de dire non. Il ouvre instantanément les yeux et sa respiration réaccélère. « Il ne s'est rien passé de particulier, de stress spécifique il y a quelques semaines ? » Il persiste dans la négation, alors je l'encourage à refermer les yeux et se détendre à nouveau. Je me dis que je ne pourrai pas aider comme je le souhaite cette personne, qu'elle est trop fermée pour que nous puissions régler le véritable problème sous-jacent que je devine. N'ayant aucune dysfonction à traiter au crâne, je m'occupe du foie et des côtes. Au bout de dix minutes, il m'annonce enfin « En fait, il se peut qu'il y ait quelque chose. Mon voisin s'est suicidé il y a 1 mois. » Ah, enfin. Je sais que la barrière est tombée, le plus dur est fait, il suffit de dérouler. Je me pose à nouveau au crâne et l'encourage à approfondir. Son voisin était victime de migraines atroces. Malgré des traitements très forts, la douleur revenait au bout de quelques temps lorsque son corps s'accoutumait à la nouvelle substance, à chaque fois... Il a fini par trouver une réponse radicale... Il avait deux enfants. Pendant que mon patient m'explique tout ceci, son crâne s'anime davantage entre mes mains. Des dysfonctions apparaissent au niveau d'un maxillaire, la suture coronale (zone d'ossification entre deux os du crâne) et l'œil gauche. Une fois le traitement terminé, le patient est détendu, sa voix est plus calme. Son regard reste fuyant, probablement mal à l'aise d'une vulnérabilité ressentie. « Vous pensez que mes douleurs n'existent pas, qu'elles sont dans ma tête à cause de cette histoire ? » « Ce n'est pas parce que l'origine d'une douleur est psychologique qu'elle n'existe pas ». Sa douleur a disparu après cette séance et il m'a envoyé par la suite toute sa petite famille. Aujourd'hui, cela fait quelques années que je le suis, et il parvient plus facilement à révéler ce qu'il ressent et pourquoi en consultation. Cela fait partie des victoires qui sont aussi satisfaisantes que de faire disparaitre une douleur, voire plus encore.

Analyse : M. Dallas présentait les signes d'une personne qui a tendance à nier, ou en tout cas à contrôler fortement ses émotions loin de sa conscience. Ce type de personne somatise plus facilement (somatiser désigne la tendance à manifester un trouble psychologique sous forme de symptômes physiques). Il n'était pas très proche de son voisin, mais celui-ci étant, tout comme lui, père de deux enfants, le phénomène d'empathie est décuplé. Ceci au point d'induire des dysfonctions perceptibles au bilan, surtout lorsque le patient pense à l'événement, en en parlant et en y pensant, il se connecte aux émotions associées jusqu'alors sous-jacentes dans sa conscience.

Revenons à la Globalité pour parler de l'Histoire de vie. On peut introduire l'idée qu'une personne dans son ensemble est le fruit d'une suite de causes et d'effets. Chaque personne s'est construite au fur et à mesure d'une chronologie linéaire. Chronologie linéaire ne veut pas dire évolution linéaire. Si vous observez votre histoire de vie, vous remarquerez des cycles, des phases de challenges et des phases de paix. Des moments de lutte intérieure, des rencontres, des traumatismes, et peut-être des schémas répétitifs. Nous sommes donc le fruit de nos expériences, mais aussi de nos choix intérieurs. Le corps porte en lui ces émotions refoulées, ces révolutions intérieures, les traumatismes autant physiques que psychologiques. Les cicatrices, la posture, le regard traduisent ces stigmates pour l'œil expérimenté. Parfois, il suffit simplement d'observer un patient pour deviner bien des choses. Plus vous essayez de dissimuler quelque chose, plus cela devient évident, que ce soit à nos yeux ou à travers nos perceptions. Cette observation reflète une vérité fondamentale : l'habitude de cacher, nier ou contrôler une charge émotionnelle influence la santé en proportion directe à l'intensité de cette charge. *Se définir en s'opposant à quelque chose, c'est en réalité en subir l'influence.* Un énorme pourcentage de ce que nous pressentons ou supposons avec notre œil d'ostéopathe, nous le gardons pour nous afin de préserver la pudeur du patient. L'utilité de dire ce que nous pressentons n'a que l'intérêt de flatter notre ego de thérapeute si cela tombe juste, mais ne présente aucun intérêt thérapeutique. Certains aiment en jouer car cela leur donne une aura quasi mystique. Il est en fait plus intéressant que l'information vienne du patient, nous connaissons parfois déjà la réponse à nos questions, mais les prises de conscience doivent venir de lui, et ce n'est pas à nous de lui dire ce qu'il doit comprendre par lui-même. En somme, notre rôle serait plutôt d'amener le patient à prendre conscience du problème en profondeur par lui-même, et non pas nourrir son intellect superficiel, et encore moins nourrir notre propre ego.

A l'école Holistéa, nous devions tracer une ligne droite en flèche de haut en bas sur une feuille. C'était la « Ligne de Vie ». Le départ de la ligne en haut correspondait à la naissance du patient et la pointe tout en bas son âge au jour de la consultation. A droite de la ligne, nous retranscrivions la totalité des antécédents physiques du patient à l'âge correspondant. Opérations, maladies, entorses... A gauche de la flèche, les étapes importantes de sa vie : les décès des proches, déménagements, changements de travail... Cet exercice demande beaucoup de temps, mais permet à l'étudiant d'observer les liens de cause à effet entre la gauche de la ligne et la droite. C'est-à-dire que prendre un tel recul sur la vie du patient nous permettait de voir qu'un cancer se déclenchait souvent suite à un choc émotionnel comme le décès d'un proche par exemple. De telles affiliations ne sont peut-être pas observables dans toutes les afflictions, il n'empêche qu'il suffit de poser les choses en prenant notre temps et en posant un regard ouvert et rationnel, pour observer que cela arrive bien plus souvent que nous aimerions le croire. Et c'est naturel car nous vivons dans une perception temporelle très limitée au court terme. Alors ce type de liens ne nous saute pas aux yeux, car en vérité les pathologies se tissent sur du moyen et long terme. Observez et vous verrez que vous êtes bien plus vulnérable aux maladies en période de stress. Les chutes de défenses immunitaires quand le travail est stressant, une hernie lombaire lorsque nous vivons une relation amoureuse chaotique… Plus le stress dure longtemps, plus nous cherchons à le nier pour toutes sortes de raisons, plus l'impact se fait en profondeur. Cette tendance nous rend plus enclin à développer des pathologies de plus en plus graves. En cas de rémissions, nous demandons souvent si la maladie de notre patient l'a poussé à changer des choses dans sa vie. Sa profession, son couple, ou plus philosophiquement sa vision de la vie. Si la réponse est non, nous savons que la rechute est statistiquement très probable.

L'Auto guérison

Second concept à aborder, il est aussi important que le concept de Globalité. L'auto guérison désigne la capacité inhérente au corps physique à se guérir lui-même. Vous vous coupez, il cicatrise. Un agent pathogène entre dans son système, l'immunité s'en occupe… Jusqu'ici tout va bien. Mais nous pouvons aller un peu plus loin. En cas de dysfonctionnement interne, le corps voudra en premier lieu guérir celui-ci avec ses armes à lui : hormones, oxygène, nutriments… Tout ceci passe par le sang, **la vascularisation nourricière**. Cependant, si une problématique externe se fait trop forte, ou bien si le corps n'est pas en état de guérir par lui-même, la dysfonction s'installe et prend de l'ampleur. Face à un tel défi, le corps mettra en place une stratégie de **compensation**. Il ordonnera à certains muscles de se tendre dans l'axe inverse de la tension qui apparait, afin de créer un semblant d'équilibre (ce que nous avons vu avec le cas de M. Flantier). Ainsi, le signal de la douleur ne sera pas forcément au lieu précis de la réelle dysfonction, mais au niveau d'une *adaptation*. Ces adaptations peuvent être multiples, et s'étendre assez loin et de manière complexe à travers le corps par effet de réaction en chaîne (rappel de l'Unité du Corps). Notre volonté en tant qu'ostéopathe ne sera pas de travailler ces compensations, mais bien d'aller à la source du problème, afin d'*aider le corps à régler lui-même l'anomalie initiale.* Et cela passe par le concept de **La Règle de l'Artère**.

La Règle de l'Artère

Ce concept indique l'importance primordiale d'une bonne capacité de vascularisation du système, autrement dit de l'irrigation par le sang des tissus du corps, quel que soit ce tissu : osseux, viscéral, articulaire etc... Le sang oxygéné est propulsé par le cœur dans les artères, passe ensuite par les artérioles, plus petites, pour finir dans les capillaires qui perfusent les tissus. Un tissu bien irrigué est correctement nourri, ce qui favorise son auto guérison. Cependant, une perturbation peut inhiber cette perfusion sanguine et donc la capacité du tissu à vivre correctement. Notre rôle est de détecter cette perturbation et de rétablir une bonne perfusion, pour que le tissu puisse se guérir naturellement. Une fois la cause traitée, les compensations associées disparaissent d'elles-mêmes. Nous verrons dans le chapitre suivant avec quels outils, mais nous pouvons sentir la perfusion de l'ensemble d'un volume avec nos mains, afin de la mesurer. C'est un outil de bilan très important. Et nous mesurons la différence avant/après traitement afin de quantifier l'efficacité du travail effectué.

Ce concept nous rappelle l'importance de l'hygiène de vie. Une bonne hygiène de vie, c'est une bonne capacité d'auto guérison. Et lorsque nous parlons d'hygiène de vie, nous parlons de l'alimentation, de l'activité physique, ainsi que de l'état d'esprit. Si vous faites du sport tous les jours, que vous mangez parfaitement, mais que vous avez un mental chaotique aux pensées négatives, nous n'êtes pas en pleine santé. Si vous avez un mental apaisé, mais une alimentation riche en sucre industriel, vous n'êtes pas en pleine santé. L'activité physique est importante dans la mesure où le corps est foncièrement paresseux. Il préfère le confort car cela préserve les ressources énergétiques. C'est un mécanisme de survie qui nous vient des temps primitifs où l'énergie devait être préservée le plus possible. Donc il nous faut une certaine volonté pour exposer le corps aux contraintes, afin de l'inciter à se renforcer. Entrainer son corps avec une charge de travail ajustée le pousse à produire des muscles plus aptes à s'adapter aux tensions, nous serons alors moins sujets aux douleurs et à des pathologies multiples. Courir le tour du pâté de maison vous fera progresser les premières semaines, mais faire toujours le même tour à la même allure pendant des années ne fera pas progresser outre mesure votre système cardio vasculaire. L'idéal est donc de trouver cet équilibre de **surcharge progressive**. Entre la zone de confort et le surentrainement. D'où l'importance d'être accompagné par un coach ou d'avoir les connaissances nécessaires. Là où les personnes âgées bougent de moins en moins, il faut au contraire maintenir le plus possible les sollicitations musculaires et cardio-vasculaires. Ces sollicitations doivent être adaptées, mais tout de même plus intenses que la promenade et le jardinage qui préviennent très peu la fonte musculaire, l'ostéoporose et les pathologies cardio-vasculaires.

En France, nous arrivons à un taux de surpoids de plus de 50% chez les adultes. C'est un problème de société majeur. Bouger, c'est la vie. La nourriture est notre carburant. Sa qualité et sa diversité sont primordiales pour le bon fonctionnement du corps.

Pour nous, le corps a naturellement les armes pour la grande majorité des problématiques. Il dispose d'un système anti cellules cancéreuses, son immunité est une véritable armée stratégiquement intelligente. Donc s'il y a maladie ou douleur chronique, l'origine est souvent un dérèglement des processus internes. Notre but est de les comprendre et d'aider à les réhabiliter au mieux. Bien sûr nous n'avons pas la prétention de guérir le cancer. Le plus important est de retenir que nous ne cherchons pas vraiment à traiter directement un problème, nous faisons en sorte de rétablir la bonne mobilité, la bonne perfusion des tissus et c'est le corps qui fera son travail de guérison.

Pour une bonne auto guérison, le corps doit donc être exposé aux stress physiologiques comme l'activité physique, mais aussi l'exposition au froid, au chaud (vivre toujours dans une fourchette de température confortable affaiblit notre capacité de thermorégulation), tout ceci le renforce, améliore son métabolisme.

Il lui faut également des moments de repos ajustés. C'est lors du repos qu'il lance ses programmes de régénération, de renforcement, de réorganisation. Et si nous observons notre quotidien, nous sommes en fait rarement véritablement à ne rien faire. Nous sommes continuellement stimulés, surtout psychologiquement. Même assis dans le canapé, nous sommes stimulés par la télévision, le téléphone etc… Le cerveau est donc continuellement en mode hyper actif. Combien de temps par jour sommes-nous *vraiment* dans un état mental d'apaisement ? Si vous observez les animaux, vous savez qu'ils passent la moitié de leur temps à se reposer, à rester sans rien faire. Ponctué de quarts d'heures de folie, de jeux intenses, de chasse, puis à nouveau du repos total. Et il n'y a pas si longtemps, notre espèce faisait de même. Nous vivions des heures d'attente entre les chasses, les cueillettes etc… Il est important d'apprendre à se reposer correctement, apprécier le calme en apaisant son corps, ainsi que son mental. Car ce n'est qu'une fois le cerveau en mode repos que les processus de régénération sont les plus actifs. Si vous apprenez à détendre votre corps complètement, que vous rendez votre mental quasiment inactif, vous arriverez à un état où votre corps semble crépiter au bout de quelques minutes. C'est le meilleur état pour sa régénération. Naturellement, la qualité du sommeil est primordiale et elle dépend fortement de l'état d'esprit lors du coucher. De fait d'être simplement inconscient pendant son sommeil ne garantit pas qu'il est de bonne qualité, tout comme la sensation d'avoir vécu plusieurs micro-réveils ne signifie pas qu'il était de mauvaise qualité. Les problèmes d'endormissement sont souvent liés à une insécurité, externe ou émotionnelle. Travailler sur l'apaisement mental avant de s'endormir améliore grandement la qualité du sommeil et l'état de fatigue global, mais aussi le potentiel d'auto guérison.

La Structure Gouverne la Fonction
Dernier principe à évoquer ici, celui-ci détermine la notion que l'état d'un tissu altéré peut entrainer la perturbation de sa fonction. En définitive, c'est l'idée assez simple que le bon fonctionnement du corps dépend de l'intégrité structurelle de ses composants. Cela parait très logique, mais donnons tout de même un exemple concret : un patient présente une scoliose ainsi que de l'asthme. En médecine moderne, les deux problèmes seraient traités séparément. De la Ventoline pour les crises d'asthme, ou des anti histaminiques pour réguler l'immunité, ainsi qu'un corset pour forcer la colonne à être plus droite… Le traitement pour l'asthme n'est pas à critiquer car c'est bien sûr très efficace, mais en tant qu'ostéopathe, nous

prendrons le problème différemment. Nous chercherons à trouver quelles sont les tensions internes induisant cette forme de la colonne, et devinerons que l'asthme peut tout à fait en être une conséquence supplémentaire. Ainsi, traiter des tensions probablement très anciennes du diaphragme et des côtes, pourra soulager les tensions sur la colonne et améliorer les symptômes de l'asthme, car le corps respirera mieux, bougera mieux, pourra tout simplement mieux vivre. Forcer la colonne à être droite est une calamité pour nous : c'est appliquer des contraintes externes énormes, sur un corps qui subit déjà de fortes contraintes internes. Nous pouvons aller plus loin en comprenant que l'inverse est également vrai. A savoir qu'une fonction altérée peut impacter sa structure. Illustration : le surentrainement. L'hyper sollicitation d'une fonction comme un mouvement spécifique, peut induire l'altération de la structure. L'articulation ou un tendon par exemple. C'est pourquoi il est important de discuter avec le patient afin d'éviter qu'il ne continue à imposer à son corps des contraintes délétères. Sinon, il reviendra régulièrement au cabinet, car les bienfaits ne persisteront pas dans le temps. C'est commercialement intéressant, mais notre rôle est de toujours *résoudre le problème à la source*, pas de se contenter de travailler le corps sans réfléchir à son environnement et les contraintes qu'il subit (Globalité du Patient). Un autre exemple est une mauvaise alimentation. Elle induira des dysfonctions de structure aux viscères comme le colon ou l'estomac. Encore un autre exemple pour terminer : le stress chronique. La fonction primaire du stress consiste à répondre à un danger. C'est donc un processus naturel. Cependant, le stress n'est pas fait pour durer dans le temps. Ceci provoquera des préjudices de *structures* aux organes affiliés à la fonction du stress, parfois même observables à l'imagerie (comme la perte de volume de l'hippocampe et de la glande pinéale dans le cerveau : voir ces études[8] et méta analyse[9]).[10] Autrement plus impressionnant, travailler sur le stress considéré comme un problème purement mentales induit un impact sur la forme dans un sens favorable (voir études sur des sujets suivant un programme de méditation, où on observe des remaniements de formes dans l'encéphale, notamment le gain de volume de matière grise, épaississement du cortex, le regain de volume de l'hippocampe chez les victimes de stress post

---

[8] DAMSA C., PULL C. (2003). *Neuro-imagerie et états de stress post-traumatiques*
[9] Etkin Y., Wager T.D. (2007) *Functional neuroimaging of anxiety: a metaanalysis of emotional processing in PTSD, social anxiety disorder, and specific phobia.* Am J Psychiatry ; 164 : 1476-88
[10] Hernandez S.E. et al. (2016) Increased Grey Matter Associated with LongTerm 50 Sahaja Yoga Meditation: A Voxel-Based Morphometry Study
-HÖLZEL B. et al. (2010) Mindfulness practice leads to increases in regional brain gray matter density
-Kurth F. et al. (2014) Brain Gray Matter Changes Associated with Mindfulness Meditation in Older Adults: An Exploratory Pilot Study using Voxel-based Morphometry
-Langer A.L. Et al. (2017) The effect of a mindfulness-based intervention in cognitive functions and psychological well-being applied as an early intervention in schizophrenia and high-risk mental state in a Chilean sample: study protocol for a randomized controlled trial
-LAZAR S.W. Et al. (2005) Meditation experience is associated with increased cortical thicknes

traumatique...[11]).

Pour conclure : Globalité du Patient, Unité du Corps, Auto guérison, Règle de l'Artère, la Structure gouverne la Fonction. C'est le socle philosophique de la médecine ostéopathique qui fait sa spécificité, sa force et sa complexité. Tout ceci toujours allié au pragmatisme et à la rationalité, car c'est l'empirisme (l'expérience directe), et l'auto critique qui font progresser notre pratique toute notre vie. Nous nous méfions des croyances et traditions figées, car leur confort sécurisant amène bien souvent à l'erreur. « Ose être différent. Beaucoup préfèrent l'orthodoxie à la vérité. » D'après Fryette (1878-1960), ostéopathe[12].

---

[11] DAMSA C., PULL C. (2003). *Neuro-imagerie et états de stress post-traumatiques*
[12] H.H. Fryette, Principes des techniques ostéopathiques, Société belge d'ostéopathie, Bruxelles, 1983, p. 12.

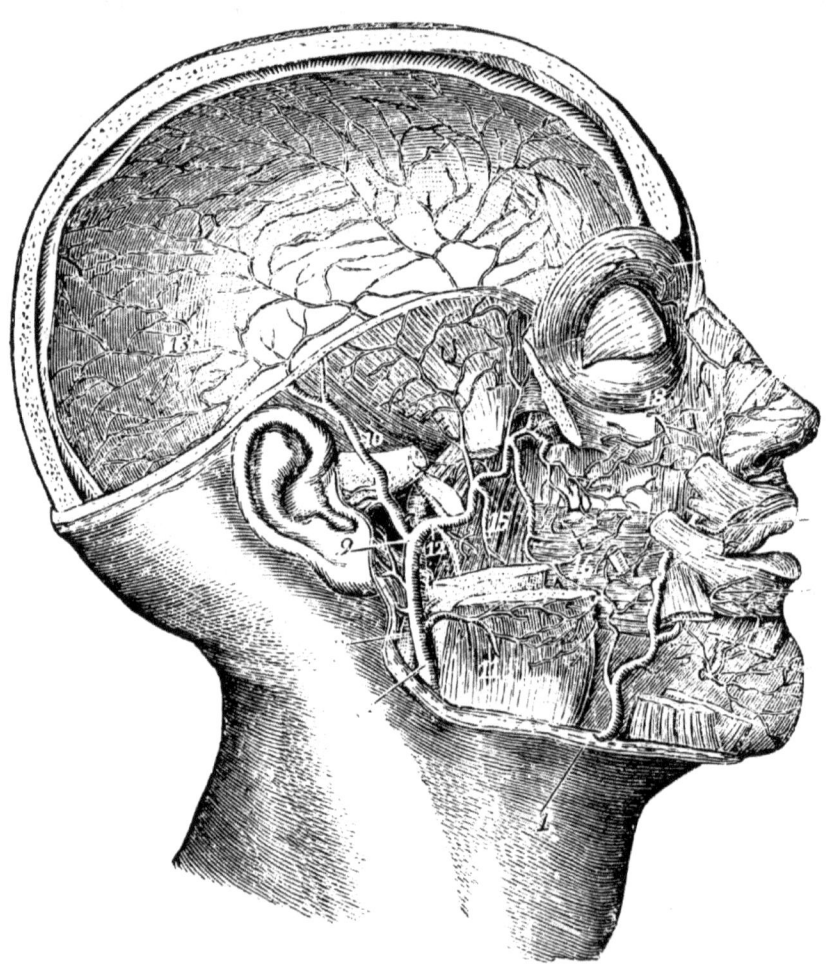

Partie 2 : La pratique
Chapitre 1 : Le bilan :

Pour nous, une dysfonction n'est en aucun cas un élément anatomique qui se serait « déplacé », et qu'il faudrait « remettre en place ». Ceci est un mythe simpliste si ce n'est absolument faux. Si quelque chose se déplace vraiment dans votre corps, c'est grave, c'est une urgence qui n'est pas du tout du ressort de l'ostéopathe. Pour nous, une dysfonction relève d'un processus physiologique déréglé. Rappelons l'importance de la perfusion des tissus par le sang (la Règle de l'Artère). Même les tissus osseux sont spongieux. Si un tissu n'est pas irrigué du tout, c'est la nécrose, la mort de ce tissu. Mais il y a tout un spectre entre un tissu correctement perfusé donc correctement nourri, en pleine santé, et un tissu complètement mort. Un tissu moins bien vascularisé sera moins élastique pour un tissu comme un ligament par exemple, ou moins « compliant » dirons-nous pour un os. La compliance étant sa capacité à se déformer sous la contrainte, le rendant apte à répartir les forces que la vie quotidienne applique sur lui. Dans cette idée, un roseau est plus « compliant » qu'un chêne. Ce roseau est dit en « perte de compliance » s'il est moins bien perfusé par l'eau, il s'assèche, il devient cassant, perdant sa capacité à se déformer. Et oui, c'est pareil pour l'os, qui n'est pas un matériau totalement dur comme du béton, cela le rendrait beaucoup moins utile. Au microscope, nous pouvons voir que l'os est fait d'alvéoles. C'est une structure qui n'est pas pleine, cela la rendrait beaucoup trop facile à briser. Cette structure en alvéole lui permet de se déformer légèrement sous la pression afin de l'absorber. C'est très subtil, mais cela fait une différence colossale. Un os moins compliant est beaucoup plus « cassable », on pensera alors aux fractures de fatigue (le roseau en perte de compliance peut se briser par un simple coup de vent). Sans forcément en arriver là, il répartira beaucoup moins bien les contraintes, sollicitant des adaptations multiples afin de les disperser comme il peut. Pensez aux voitures qui aujourd'hui sont faites pour qu'elles s'écrasent à l'impact afin d'absorber le choc. Si une partie de la carrosserie était remplacée par un bloc de métal totalement indéformable, l'ensemble de la voiture en pâtirait lors d'une collision, car la carrosserie se déformera de manière totalement désorganisée. Ne pas répartir les contraintes, c'est les prendre de plein fouet. Le corps est une merveille mécanique qui présente ce type de capacités structurelles formidables (des lignes de force, véritables tranchées creusées dans l'os visibles au microscope, répartissent les contraintes entre les os et les autres tissus, il y a la gestion des pressions, le thorax se déforme pour absorber les chocs etc....). Le ligament, moins élastique, produira de la tension sur ses insertions. Une seule et unique tension sera probablement traitée par le corps lui-même, car n'oublions jamais l'Auto guérison. En fin de compte, une dysfonction est le cumul de plusieurs tissus en perte de perfusion, donc en perte d'élasticité/compliance qui s'additionnent trop vite ou trop fort pour la capacité d'auto guérison du corps.

Exemple : Vous êtes en vacances au soleil et vous mangez très gras, très sucré, et vous buvez de l'alcool. Votre corps digère comme il peut, mais il y arrive plutôt bien. A cela s'ajoute un stress, par exemple un conflit avec un ami qui préfère dormir, assommé par les piña coladas de la veille, plutôt que d'aller faire des visites avec vous. L'émotion, si vous êtes un peu maniaque du contrôle, viendra perturber le plexus solaire, le fameux « 2ème cerveau » qui gère l'ensemble du système digestif. La digestion étant déjà en difficulté, le cumul de ces deux complications perturbera trop l'estomac qui aura des difficultés à travailler correctement. Il devient dur, donnant une sensation de « boule au ventre ». Le diaphragme étant censé s'abaisser à l'inspiration, la densité de l'estomac l'en empêche, il devra donc forcer plus que d'habitude, donnant une sensation d'oppression. Les côtes à cette hauteur sont tractées vers l'avant, attirées par l'estomac en tension. Le corps doit compenser : les muscles du milieu du dos devront se contracter, et rester ainsi tendus afin de maintenir l'équilibre des forces subies par ces côtes.

L'ostéopathe devra ici travailler sur l'estomac, qui est la dysfonction *primaire* de l'ensemble de cette organisation. Encore mieux, la tendance à l'énervement peut être même vu comme la véritable dysfonction primaire du point de vue global de cette problématique. Si vous n'avez pas envie de travailler sur ce point, vous aurez besoin de votre ostéopathe encore longtemps, car ces problématiques physiques se répéteront. Cet exemple révèle bien la complexité de la problématique émotion-trouble physique. Si notre prise en charge se borne à l'approche seulement physique, nous sommes limités dans notre efficacité, surtout au long terme.

C'est donc souvent une suite de facteurs provocateurs ou catalyseurs qui induit une dysfonction tissulaire. C'est en fin de compte très rarement un facteur déclenchant comme le mythe du « faux mouvement » qui va provoquer une dysfonction. Si vous vous bloquez le dos, ce n'est pas à cause de votre carton trop lourd à porter, ou le fait d'avoir ramassé quelque chose le dos rond, mais le cumul de la fatigue, vos semelles orthopédiques trop vieilles et obsolètes, le manque de muscles et d'activité physique et le stress du déménagement. Nous aimerions pouvoir tout simplifier à une cause unique et simple, mais malheureusement (heureusement si on y réfléchit), la réalité est beaucoup plus complexe. Et l'ostéopathe cherche à être le plus précis possible, et doit démêler tous ces facteurs afin de comprendre ce qu'il se passe au sein du corps *dans son ensemble*.

La santé des tissus est inhérente à leur perfusion plus ou moins optimale (Règle de l'Artère). Nous chercherons à améliorer cette perfusion afin de retrouver le plein potentiel d'Auto guérison du corps. Pour ceci, nous avons des outils d'écoute propres à l'ostéopathie. Un outil très important est le **MRT** pour *Mouvement Respiratoire Tissulaire*. Celui-ci désigne la sensation lorsque l'on pose nos mains sur n'importe quel volume du corps, d'un gonflement/dégonflement assez lent (comme une respiration mais très lente, que nous pouvons « écouter » dans l'ensemble du corps). D'un rythme en moyenne d'une dizaine de cycles (gonflement + dégonflement) par minute, cette sensation vient justement de la perfusion des tissus du volume où sont posées nos mains. Avant, les ostéopathes appelaient ce gonflement le MRP pour Mouvement Respiratoire Primaire (beaucoup d'écoles l'appellent encore ainsi). A l'époque, les ostéopathes qui expérimentaient ces sensations n'avaient aucune idée de sa nature. Son origine était inconnue, beaucoup d'hypothèses ont été avancées. Le MRP ramène souvent à l'hypothèse aujourd'hui démentie du LCR (liquide céphalo-rachidien dans lequel baigne le cerveau) qui pulserait et induirait cette sorte de vague interne. Celle-ci a été démentie, nous savons grâce à plusieurs études[13] que cette sensation est bien liée à la vascularisation par le sang. Cette sensation serait reliée à ce qui est appelé « l'oscillation de Traube-Hering-Mayer »[14], rythme mesuré par échographie doppler au sein de la pression artérielle. Pour rappel, le sang est propulsé par le

---

[13] Henry-Feugeas M.C. et al. (1993). *Temporal and spatial assessment of normal cerebrospinal fluid dynamics with MR imaging. Magn Reson Imaging.* 11(8):1107-18.
[14] Nelson K.E. et al. (2001). *L'impulsion rythmique crânienne et l'oscillation de Traube-HeringMayer : Comparaison de la palpation et de la fluxmétrie laser-Doppler. Journal de l'AOA.*

cœur dans les artères, puis il passe dans les artérioles plus petites, pour enfin arriver dans les capillaires afin de perfuser les tissus. C'est cette dernière étape sur l'ensemble d'un volume que nous pouvons sentir par apposition des mains, à condition d'être bien entrainé.

Ce MRT nous donne l'information si un volume est plus ou moins en bonne santé. Nous mesurons son amplitude, sa fréquence et son harmonie. En cas de dysfonction, nous sentons une « perte de MRT » : son amplitude est restreinte, et disharmonieuse, car si certaines parties du volume que nous « écoutons » sont correctement perfusées et d'autres moins, nous avons une sensation de gonflement déformé. Après un traitement bien réalisé, nous sentons une « récupération de MRT » avec la sensation d'un gonflement nouvellement harmonieux et ample. Les anciens l'appelaient « le souffle de Dieu », car en fin de traitement, c'est comme si la vie reprenait entre nos mains. Cette récupération de MRT sous-entend que le corps peut faire son travail d'auto guérison, maintenant que l'irrigation est améliorée. Le MRT est véritablement un outil propre à l'ostéopathie, il n'est utilisé dans aucune autre médecine à ma connaissance.

Parlons à présent des outils plus simples à appréhender, également utilisés dans d'autres thérapies manuelles :
La Forme : Cela concerne la forme du corps dans son ensemble, en premier lieu à l'observation : la posture du patient, des

déformations structurelles, la rotation d'un thorax, une épaule plus haute que l'autre, les jambes arquées etc... La forme du corps peut déjà nous donner beaucoup d'indications, la posture nous révèle une compréhension déjà riche de ce qui peut se jouer dans le corps du patient. Mais aussi à la palpation : la forme d'un os crânien qui présente des creux ou des bosses sous les doigts, la forme d'une côte, d'un muscle ou même des viscères... La forme d'une structure révèle les forces exercées sur elle. Cela s'applique même à l'os : à long terme, des tensions exercées pas des tissus mous peuvent entraîner la déformation d'un os. Pour illustrer l'idée, pensez aux personnes ayant subi des liftings : on observe l'apparition de saillies osseuses, résultat de la traction prolongée des tissus tendus par l'intervention chirurgicale. Ainsi, un tissu comme un ligament ou du fascia en tension pendant des années peut finir par induire des remaniements osseux retrouvés à la palpation.

La Densité : le dur et le mou, contractures, ligaments mous, pastilles hyperdenses (plus dur) ou hypodenses (plus mou) au sein d'un os ou d'une muqueuse... La densité est un outil qui viendra compléter les autres afin d'affiner notre diagnostic.

La Mobilité : capacité de mouvement d'une articulation dans l'ensemble de ses paramètres comme flexion/extension, rotations, inclinaisons etc... La mobilité d'une articulation nous informe de sa capacité à bouger, mais aussi des tensions environnantes. La perte d'extension d'une épaule peut venir de tensions thoraciques impactant sa capacité à s'ouvrir. Voyez comme chaque information trouvée n'est jamais gage de véritable dysfonction. Une perte de mobilité de l'épaule ne veut pas forcément dire que c'est bien cette épaule le problème primaire.

La Compliance : capacité à se déformer sous la contrainte. Pour un os, mais aussi les viscères ou les sutures crâniennes[15]. Pour les viscères, ce sera leur capacité à être amenées vers l'élasticité, idem pour un ligament. Si nous reprenons l'exemple de la racine du mésentère (le ligament suspenseur du grêle), nous allons amener le volume de l'intestin grêle sur les côtés, le haut, le bas, et nous sentons s'il y a une résistance. S'il y a résistance « anormale », c'est que des tissus sont en perte d'élasticité, elles n'acceptent pas d'être étirées, nous dirons qu'il y a « perte de compliance ». Ce qui diffère de la « mobilité » utilisée pour parler des articulations.

Pour finir, un autre outil très spécifique à l'ostéopathie, à l'origine de l'appellation « Ostéopathie Tissulaire » :

Les Attractions tissulaires (nous dirons « AT »). C'est un outil de bilan ET de traitement. Elles désignent la sensation d'être comme « attiré » vers une zone qui peut être extrêmement précise. Pour

---

[15] Guillaume, J.P (2012). *Mobilité de la boite crânienne : Hypothèse de la compliance.* Paris (Bobigny): Thèse de médecine.
Heisey, R. (1993). *Role of cranial mobility in cranial compliance : experimental studies.* Neurosurgery, 33, 869-877.

cela, la main est posée sans appliquer aucune force, au risque de ne rien pouvoir sentir. En étant dans un état d'écoute, nous sentons sous notre main des forces d'attraction. Nous ne disposons pas d'explication scientifique précise pour cela, cependant l'hypothèse la plus probable dit que les tissus en tension tirent sur leurs insertions, provoquant une force d'attraction sur eux même. Ces AT présentent comme paramètres une direction, une force et un point d'arrivée à une profondeur donnée. En pratique, je mets la main sur n'importe quel volume, je me concentre, corps et mental détendu, je vais sentir si ma main parait « attirée » dans un sens particulier. Cela peut être dans toutes les directions, même en profondeur sous ma main. Si je déplace ma main pour « suivre » cette attraction, elle peut m'amener au volume d'un organe, à une insertion spécifique, absolument toute partie anatomique même très précise. Je sais que je suis « arrivé » lorsque je ne la sens plus. Si je dépasse la zone en allant trop loin, l'attraction s'inversera pour m'attirer au « bon » endroit. Cette zone « d'arrivée » sera dite « informante ». Attention, ce n'est pas forcément qu'il y a une dysfonction à ce niveau (cela serait trop simple...). C'est simplement une zone en tension. Mais une zone en tension n'est pas forcément en dysfonction à proprement parler. Elle n'est peut-être qu'une adaptation, à distance d'une réelle dysfonction qu'il nous faut trouver. Par exemple un muscle contracturé pour compenser une dysfonction à distance. C'est pourquoi nous trouvons souvent très rapidement des zones sensibles à la palpation pour le patient. Cet outil nous fait gagner énormément de temps, nous amenant instantanément à des points d'intérêt anatomiques. Pour finir, nous cumulons l'ensemble des différents outils, afin de comprendre de manière très précise l'organisation du patient dans son ensemble et sa complexité. Forme, densité, mobilité, MRT et attractions tissulaires. Pour un maximum de précision dans l'investigation, nous visualisons continuellement l'anatomie en trois dimensions dans notre esprit afin d'illustrer nos sensations dans notre schéma mental. Le MRT et les AT sont des outils vraiment subtils. À l'apprentissage, au début nous ne sentons absolument rien. Nous apprenons en premier lieu à affiner notre manière de poser la main et de ressentir le corps avec l'appui le plus juste possible. Par exemple en essayant de sentir le colon, cet organe flotte dans l'abdomen et un appui trop franc fait « rouler » l'organe, le rendant difficile à sentir. Avec un peu d'entrainement, nous trouvons l'appui juste. Ensuite nous affinons nos perceptions afin d'être toujours plus proche de la réalité des tissus. Après la phase d'apprentissage où nous ne sentons pas le MRT et les AT, vient la période où nous sentons un peu mais doutons beaucoup. « Qui nous dit que ce n'est pas notre imagination ? » C'est avec l'expérience que nous arrivons petit à petit à ne plus douter. Les tests, les traitements, seul l'expérience valide les ressentis, permettant de sentir de mieux en mieux en gagnant en confiance autant qu'en capacité d'*écoute*. Si nous essayons « trop », nous sentons difficilement parce que nous « projetons » ce que nous imaginons devoir ressentir. Il faut au contraire apprendre à rester attentif sans préjuger, pour sentir avec justesse la réalité des tissus et l'interpréter le plus précisément possible. Au bout de quelques années, sentir le MRT ou une AT est aussi évident que sentir sa propre respiration. C'est un peu le même état d'esprit que la méditation. Si on imagine ce que cela doit être, et qu'on essaye de coller à cette idée préconçue, la méditation est très difficile et frustrante. Alors que se mettre dans un état de conscience sans jugement, sans attente révèle le véritable potentiel de l'exercice.

<u>Cas clinique :</u> Un patient a mal au genou. Au bilan, une fois les mains sur ce genou (une sur la rotule, une en arrière pour sentir l'ensemble du volume), le MRT est bon (ample et harmonieux), et des AT (Attractions Tissulaires), si je les suis, amènent hors du genou à une zone précise au milieu du tibia. Ce dernier présente un remaniement de forme de type creux au toucher, une hypodensité (la zone, d'1cm de diamètre est plus molle que le reste de l'os). De plus, si je pose les mains sur le pied, des AT m'amènent à la même zone du tibia. Cette zone du tibia est en perte de MRT (ample au niveau postérieur du volume, donc au niveau du mollet, mais restreint au niveau du tibia donc disharmonieux dans la sensation). D'après notre bilan, c'est cette zone du tibia qui est à traiter. Pas le genou. Que le patient sente une douleur au niveau du tibia ou non n'est pas important. Cette dysfonction peut induire la douleur au genou et bien d'autres problématiques qu'il ressent ou pas. Ceci est

une vision restreinte à un membre inférieur, mais de telles organisations sont à imaginer dans l'ensemble du corps, avec parfois bien plus de complexité.

Maintenant que vous avez à peu près compris ce qu'est une dysfonction et comment nous effectuons notre Bilan, nous allons parler de sa suite logique : le Traitement.

Chapitre 2 : Le traitement :

Comment un thérapeute peut-il prétendre régler ce type de dysfonctionnement physiologique, armé de ses seules mains ? Et bien si nous partons du principe qu'une dysfonction est une perte de la qualité de sa perfusion sanguine produisant une tension comme nous l'avons vu ; alors il nous suffit en théorie de détendre cette tension, ce qui permettrait de récupérer cet afflux sanguin. Oui mais ce n'est pas si simple. Une tension est en fait imbriquée dans d'autres tensions, rappelez-vous, sinon le corps aurait traité par lui-même le souci. C'est l'accumulation de tensions, plus rapide ou plus forte que le processus d'auto guérison, qui induit une dysfonction en tant que telle. Pour en venir à bout, nous utiliserons plusieurs outils de traitement que nous divisons en deux catégories : Le traitement « tissulaire » aussi appelé « fonctionnel », et le traitement « structurel ».

Commençons par le fonctionnel, traitement uniquement pratiqué en ostéopathie, très difficile à maitriser car demande une précision et une concentration toute particulière. Nous allons suivre ce que nous avons déjà évoqué, les Attractions tissulaires. Les suivre au sein d'un volume (par exemple en appuyant légèrement sur les intestins jusqu'à « donner du mou » à leur racine ligamentaire) va naturellement les détendre pour qu'une autre tension du même volume nous attire dans un autre axe à son tour (il peut y avoir plusieurs fibres, d'axes différentes à détendre, par exemple en amenant les intestins vers un côté, puis un autre, ce sont les Attractions Tissulaires qui nous guident et non pas une envie d'étirer ou appuyer de manière aléatoire). Nous avons « juste » à suivre ces attractions les unes après les autres par de très, très légers appuis des mains, jusqu'à ce qu'il n'y en ait plus aucune au sein du volume. Le fait d'accompagner une AT dans son axe la fait disparaitre, nous cherchons donc à les suivre les unes après les autres avec précision et patience. Au bout d'un moment, nous ressentons comme un « silence », car nous ne sommes plus attirés nulle part, plus aucune AT. C'est alors que nous sentons un gonflement venant de la profondeur, le fameux MRT (Mouvement Respiratoire Tissulaire). Ce dernier devient ample et harmonieux après la fin d'un traitement tissulaire, signe que le traitement est terminé et surtout qu'il a fonctionné.

Il faut donc dans un premier temps effectuer un bilan correct. Si je traite une compensation en étant passé à côté de la dysfonction réelle, je peux passer des séances entières sans arriver à changer quoi que ce soit dans le corps du patient. Ensuite, une fois sur la dysfonction, je dois sentir les AT, puis les suivre dans le bon axe et le bon appui, car si nous allons trop vite et/ou trop fort, et bien nous ne sentirons plus rien. C'est ce qui fait la différence avec un massage. On ne force pas les tissus, on les suit. C'est pour cela que le patient peut avoir l'impression que nous bougeons à peine nos mains. Les attractions sont très subtiles, et parfois en profondeur.

Donc quand nous avons une main sur le sternum et une main au niveau des dernières cervicales, nous traitons le volume entre nos mains, et non pas le sternum et les cervicales indépendamment. En effectuant un nouveau bilan après traitement, nous mesurons s'il y a une amélioration des tests : les compliances, densité, mobilité, MRT et disparition des AT si le traitement a été efficace.

Il y a trois possibilités : La première est l'amélioration de tous les tests, le traitement est donc terminé.

Seconde possibilité : il n'y a aucun changement, c'est que le bilan de départ a été mal compris. Une forte influence sous-jacente est toujours présente, et il faut la trouver en étant très précis dans le bilan que nous allons à nouveau réaliser.

Dernière possibilité, il y a une amélioration des tests dysfonctionnels initiaux, mais de nouveaux tests préalablement normaux sont devenus dysfonctionnels. En effet, il se peut qu'une fois un traitement effectué, une nouvelle organisation dysfonctionnelle apparaisse. Ayant provoqué un changement, d'autres dysfonctions, peut-être plus anciennes jusqu'alors comme « cachées » par celle traitée en premier lieu se révèlent. Nous traitons cette nouvelle organisation jusqu'à avoir traité l'ensemble des dysfonctions, en fonction du temps que nous avons. Il est d'ailleurs rarement utile de faire des séances très longues, car le corps finit par saturer. Le bilan devient flou, et tout semble en mouvement sans organisation précise. Il faut alors laisser l'organisme faire son travail, et poursuivre la consultation suivante.

Après une séance, il faudra du temps au corps pour travailler sur ces tissus, mais aussi sur les adaptations qu'il avait mis en place comme compensations de ses dysfonctions. Parfois, le patient ressent un soulagement instantanément, parfois quelques jours plus tard. Rarement, la douleur empire pendant un temps, exceptionnellement plus de quelques jours, avant de diminuer. Cela est dû au fait que le corps travaille, le déséquilibre produit par le relâchement de certaines tensions, donc l'apparition de légèreté, maos aussi des effets étonnants comme parfois provoquer des menstruations, ou bien des douleurs passagères. Cela parait souvent étonnant que des manipulations si « douces » puissent provoquer de telles conséquences. Il semble que ces effets « secondaires » se manifestent plutôt en cas de fatigue, de mauvaise hygiène de vie ou bien si l'ostéopathe a travaillé beaucoup d'organisations à forte influence au sein du corps. Souvent, la douleur peut évoluer sans totalement disparaitre. C'est pourquoi nous questionnons chaque fois si la douleur est encore présente, mais aussi sa fréquence d'apparition, son intensité etc… Souvent, le patient nous dit qu'il a toujours aussi mal lorsqu'on l'interroge vis-à-vis des douleurs de la dernière consultation. Pourtant, il se trouve en réalité que l'intensité s'est vue diviser par deux, la fréquence par trois. On ne se rend pas toujours compte de l'évolution véritable d'une douleur, il est donc important pour nous de suivre des repères les plus objectifs possibles pour quantifier l'évolution clinique.

Le traitement tissulaire permet de s'adapter à tout type de patient. En commençant par les nourrissons, où l'approche diffère très peu des adultes en terme tissulaire. Les traitements sont d'ailleurs plus aisés, les AT étant plus franches, les traitements sont souvent beaucoup plus rapides. Nous reparlerons des nourrissons plus tard. L'approche *tissulaire*, aussi appelée *fonctionnelle,* désigne de manière générale l'utilisation de ces outils : la compliance, le MRT et les AT. C'est une méthode très spécifique qui demande des années d'entrainement afin d'être efficace. Si nous allons trop vite, si nos mains se raidissent, nous serons imprécis dans notre traitement, nous tournerons alors en rond sans rien traiter correctement. C'est pourquoi l'ostéopathe ferme souvent les yeux lorsqu'il travaille, afin de se concentrer pour ressentir ces sensations infimes afin de traiter efficacement. Avec l'expérience, dans un bon état de concentration, les sensations au début infimes se décuplent jusqu'à ce que les AT et le MRT deviennent évidents. C'est comme si le volume entre nos mains était une masse mouvante, prise de courants internes puissants. Ce n'est pas un traitement qu'un thérapeute peut pratiquer sans formation, sans entrainement, et encore moins sans savoir effectuer un bilan précis préalable, car nous pouvons passer autant de temps que nous le souhaitons à suivre des AT sur une tendinite du coude, si la dysfonction est au poignet, cela ne sert à rien.

L'existence et l'origine des AT n'est pas scientifiquement prouvée aujourd'hui, faute de pouvoir les mesurer, observer et analyser avec nos moyens actuels. La science ne dispose pas de la technologie nécessaire pour comprendre ces phénomènes au-delà de l'hypothèse. Nous pouvons parfois penser que nous savons beaucoup de choses de nos jours avec notre avancée moderne, mais il nous reste encore beaucoup à découvrir. J'ai personnellement fait mon mémoire de fin d'études sur le fonctionnement de l'encéphale et j'ai été époustouflé par notre incompréhension de ses mécanismes. Nous savons beaucoup plus qu'avant, certes, mais il y a encore tellement d'incompris, tellement de vides. Des mécanismes physiologiques qui appellent à être découverts sont encore nombreux. Mais ce n'est pas grave, l'important, c'est que nous savons ce que nous sentons, la validation de nos ressentis se trouve dans l'expérience directe. Même si je comprends ceux qui doutent de ces ressentis, il est difficile de leur faire comprendre à quel point c'est évident pour nous. C'est comme expliquer à une personne aveugle ce que c'est de voir et qu'elle ne vous croit pas. Comment lui prouver l'existence des couleurs ? C'est impossible et c'est surtout une perte de temps d'essayer.

Le MRT a trouvé son explication très tardivement, nous l'avons utilisé 200 ans avant sa découverte scientifique. Dans 200 ans, notre science aura probablement une vision du corps humain bien différente d'aujourd'hui.

L'approche « structurel » désigne les méthodes plus mécaniques comme les étirements musculaires, ou le « cracking », les manipulations articulaires... Pour commencer, il faut insister sur le fait que craquer ne remet rien en place, le fonctionnel non plus d'ailleurs. Nous ne remettons pas en place une articulation ou un tissu quel qu'il soit, nous amenons les tissus vers un relâchement, permettant au corps de s'autoguérir correctement. Le « crac » est simplement le son produit par une bulle d'air au sein du liquide articulaire (synovie), provoqué par un changement de pression brusque (phénomène de cavitation). D'ailleurs, ce son n'est en aucun cas gage de réussite de la manipulation (certains thérapeutes font seulement beaucoup de bruit avec leur table pour renforcer la sensation qu'il s'est passé quelque chose, ce qui est ridicule, mais cela a le mérite de renforcer l'effet placebo).

La manipulation articulaire, le « cracking », consiste à « forcer » de manière rapide mais précise (ce que nous appelons Haute Vélocité Petite Amplitude) dans un paramètre qui est en perte de mobilité articulaire. Ce mouvement « brusque » provoque un réflexe neurologique dit de « sauvegarde », car c'est un réflexe qui provoque une détente musculaire locale instantanée, afin de prévenir leur déchirure en cas d'atteinte violente. Cette manipulation articulaire est comme un « hack » qui cherche à provoquer ce réflexe naturel. Ce traitement peut également avoir une vision plus large. Appliquer un structurel sur une zone, avec une visée curative plus globale que la seule articulation locale. Par exemple, mon bilan révèle une perte de translation postérieure d'un os du pied, je vais l'amener dans ce paramètre et « majorer » de façon rapide, mais sans l'amener trop loin dans l'axe. Ce mouvement ne doit pas être trop impactant, mais doit tout de même surprendre les tissus. Au rebilan, la translation postérieure de cet os doit être récupérée. Qu'il ait produit un joli « crac » ou non n'a pas d'importance, c'est le test qui nous dit si la manipulation a fonctionné. Des tensions adaptatives à ce problème de pied, comme une tension au niveau de la hanche par exemple, peuvent ensuite s'améliorer. Donc l'effet n'est pas totalement restreint à une seule articulation. Cependant, ce type de traitement est tout de même plus limité à l'abord musculosquelettique que le traitement tissulaire. Une articulation est souvent en restriction à cause de tissus environnants en dysfonction, faire craquer ne résoudra pas ces problématiques complexes, même si elle peut avoir un impact plus large que l'articulation locale. Certaines écoles favorisent ces outils articulaires plus accessibles, en rejetant les outils comme les AT « non prouvés » par la science. C'est regrettable car cela revient à ignorer l'expérience directe au profit d'outils moins performants, simplement parce qu'ils correspondent mieux aux croyances de la médecine moderne.

<u>Cas clinique</u> : Une douleur au poignet. Au bilan, le poignet ne présente aucune dysfonction, le MRT est ample et harmonieux, la mobilité et la compliance de chaque pièce anatomique du poignet et de la main sont bonnes. Par contre, des AT courent du poignet au coude, du coude à l'épaule, jusqu'aux toutes premières côtes qui

sont, elles, véritablement en perte de mobilité (la première côte se situe juste sous la clavicule). Un ostéopathe pourra choisir de traiter en fonctionnel, ou appliquer un structurel en faisant « craquer » la première côte. Les deux ont la même vision, ils ont tous deux respecté le bilan et le concept de globalité, seul l'outil de traitement a varié. Ici, tant que le rebilan est bon, l'outil de traitement n'a pas vraiment d'importance. Un ostéopathe « hors concept » aurait travaillé sur le poignet malgré l'absence de dysfonction. Soit par l'absence totale d'un bilan, ou alors le bilan a été mal réalisé.

Vous comprenez qu'il n'y a pas lieu d'opposer les deux approches : Structurel contre Fonctionnel. C'est le Bilan et le respect des concepts qui importent véritablement.

Le seul véritable problème avec le structurel, c'est l'impossibilité de traiter les tissus viscéraux, le crâne, le petit bassin... Bien souvent, une fois un traitement fonctionnel effectué sur des tissus mous, l'articulation bloquée associée bouge beaucoup mieux en conséquence, sans besoin d'utiliser de structurel. Ce qui explique pourquoi certains n'utilisent quasiment jamais le structurel en privilégiant presque systématiquement le fonctionnel.

 Le praticien ayant la formation adéquate est très précis dans le geste structurel et il n'y a pas de danger. Il y a quelques risques si le praticien n'est pas très précis et trop brusque. Il risque de provoquer des contractions fortes des muscles qui se sentent agressés. Il existe théoriquement un risque de dissection de l'artère carotidienne lors de manipulation structurelle cervicale, cependant il n'y a aucun cas rapporté avec un ostéopathe diplômé, et si cela arrivait, c'est que l'artère était déjà en très mauvais état. Des cas très rares ont été rapportés suite à des manipulations en chiropraxie ou étiopathie avec de fortes rotations. Mais ce sont des cas très isolés, ce qui ne met pas vraiment le traitement en cause, il faut surtout faire attention à l'état de santé du patient (ostéoporose, fragilité…). C'est aussi possible si le patient présente une malformation spécifique (il existe des tests pour vérifier avant de pratiquer un structurel cervical) ... Si un thérapeute ne fait pas de bilan, qu'il tente de faire craquer en rotation pure des cervicales par exemple, et bien fuyez… Certains praticiens se disent ostéopathes car ils ont suivi une formation de structurel sur une semaine, mais ils ont seulement appris un outil isolé, qui ne représente en aucun cas la pratique ostéopathique. Vérifiez toujours si le praticien dispose d'un diplôme d'ostéopathie reconnu par l'état (encore mieux s'il présente le terme RNCP, le numéro 7 étant gage de qualité d'excellence de l'école). Ce n'est pas parce que le praticien est kinésithérapeute ou médecin que son diplôme d'Ostéopathe est valable. Lors de l'expansion de l'ostéopathie, beaucoup ont suivi de petites formations pour surfer sur son succès, mais sans être correctement formés.

Malheureusement, le structurel est plus aisément admis par notre culture qui voit le corps humain comme un robot mécanique. Ceci découle entre autres du mythe du besoin de « remettre en place » une articulation, ce qui, j'insiste, est totalement faux. Le second élément expliquant une meilleure reconnaissance du structurel est le côté instantané et factuel de l'amélioration de la mobilité suite à une manipulation. Pourtant, cliniquement, nous savons que le structurel seul présente une efficacité limitée dans le temps, bien que son effet placebo (effets bénéfiques dus à la croyance et non au traitement) soit très bon. Des études ont validé ce fait (nous en parlons dans le chapitre suivant), et certains détracteurs de l'ostéopathie ont généralisé l'inefficacité du structurel isolé, à l'ensemble de la médecine ostéopathique. Imaginez que nous nous basons sur une étude d'un médicament qui n'a pas plus d'effet que le placebo, et nous en concluons que la médecine est inefficace. Le structurel est un outil parmi d'autres, mais ce n'est pas une thérapie à part entière. Tout comme ce qui fait l'efficacité d'un médicament est le contexte dans lequel il est utilisé (diagnostic correct, bon dosage, adapté au patient …)

Les études scientifiques sur l'ostéopathie sont très intéressantes, alors nous plongerons ensemble dans ce sujet dans la Partie 4. Mais d'abord, abordons les liens esprit-corps. Ces interactions semblent mystérieuses et insaisissables, pourtant, nous disposons aujourd'hui d'éléments factuels établissant la connaissance de certaines interactions de l'un à l'autre.

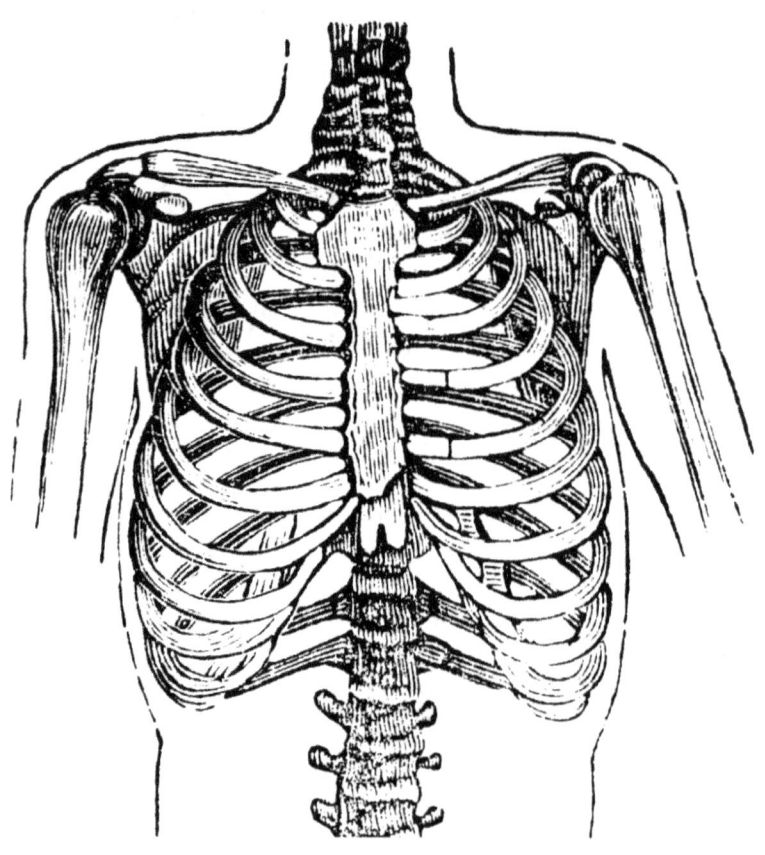

Partie 3 : La sphère psycho-émotionnelle et l'ostéopathie

Chapitre 1 : Les effets du stress et des émotions sur le corps :

Les interactions complexes entre l'esprit et le corps demeurent souvent méconnues, et la très grande majorité des patients semblent sous-estimer grandement l'influence directe de l'un sur l'autre. Beaucoup considèrent l'impact de l'esprit sur le corps comme minime, et, s'il existait, qu'il serait inconscient, inaccessible à notre volonté.

Pourtant, chaque pensée active un réseau spécifique de neurones dans notre cerveau. Pour faire simple, les neurones sont des émetteurs-récepteurs. Si une pensée ou une situation génère un stress, le cerveau déclenche instantanément la sécrétion des hormones associées, tel que le cortisol et l'adrénaline principalement qui préparent notre organisme à répondre à une menace. Ils stimulent ainsi les systèmes de défense associés à la fuite ou au combat, accélérant le rythme cardiaque, la respiration et en ajustant l'usage des glucides pour fournir l'énergie nécessaire (risque de diabète de type 2 sur le long terme). Dans le même temps, les processus associés au repos. Digestion, immunité, régénération, sont temporairement ralentis, voire suspendus. Ce mécanisme est naturellement efficace, conçu pour optimiser notre réactivité face au danger. Cependant, lorsque le stress devient chronique, des déséquilibres apparaissent. Le système digestif s'épuise, la vulnérabilité aux maladies s'accroît, et des inflammations ainsi que diverses douleurs et pathologies peuvent survenir. Cette connexion entre stress et santé justifie notre intérêt profond pour ce sujet chez nos patients.

Au-delà du stress chronique, les émotions constituent un autre facteur important. Lorsqu'une émotion est pleinement vécue, comprise et acceptée, elle se dissipe rapidement. En revanche, si elle est ignorée ou refoulée (consciemment ou non), elle persiste en latence et crée une tension sous-jacente, agissant sur le corps à l'instar du stress chronique. Cette tension émotionnelle, en plus de ses effets physiques, peut induire des troubles psychologiques, tels que l'anxiété, les désordres alimentaires, une hypersensibilité émotionnelle et bien d'autres... Tout comme une douleur physique peut être conséquente d'une cause cachée, ces symptômes psychologiques peuvent être des manifestations d'un déséquilibre émotionnel sous-jacent. Ainsi, traiter l'anxiété par des anxiolytiques sans aborder les émotions refoulées est comme administrer un anti-inflammatoire pour une tendinite sans en traiter la cause. Encore une fois, le principe de globalité trouve sa justesse à tous les niveaux de l'humain.

Donc, les émotions non résolues influencent notre corps, notre personnalité, et notre comportement. Combien de personnes pensent que leur tendance à l'angoisse est une part intrinsèque de leur caractère, alors qu'elle n'est potentiellement que le symptôme d'une tension émotionnelle enfouie ?

La gestion des émotions et du stress est une compétence qui se développe, j'aime parler de *rééducation* du cerveau. Grâce à ce qui est appelée *plasticité cérébrale*, notre cerveau évolue constamment selon la manière dont nous l'utilisons. Activer certains neurones entraîne leur multiplication, renforce leurs connexions et facilite leur fonctionnement. Cela signifie qu'une pensée récurrente modèle le cerveau pour faciliter ce mode de pensée. Ainsi, un esprit négatif, nourri par des peurs et des jugements conditionne le cerveau à s'orienter vers cette habitude, physiquement. À l'inverse, adopter consciemment un mode de pensée plus positif, travailler sur ses émotions, peut, avec le temps, reconfigurer le cerveau. Il s'agit donc d'un apprentissage conscient qui, une fois ancré, redéfinit le fonctionnement même de notre cerveau.

Tout comme se mettre au sport est difficile quand on n'en a jamais fait, le plus dur est de commencer. Inscrire une telle nouvelle façon de fonctionner demande du temps et une certaine volonté, cela devient éventuellement de plus en plus aisé au fur et à mesure des semaines.

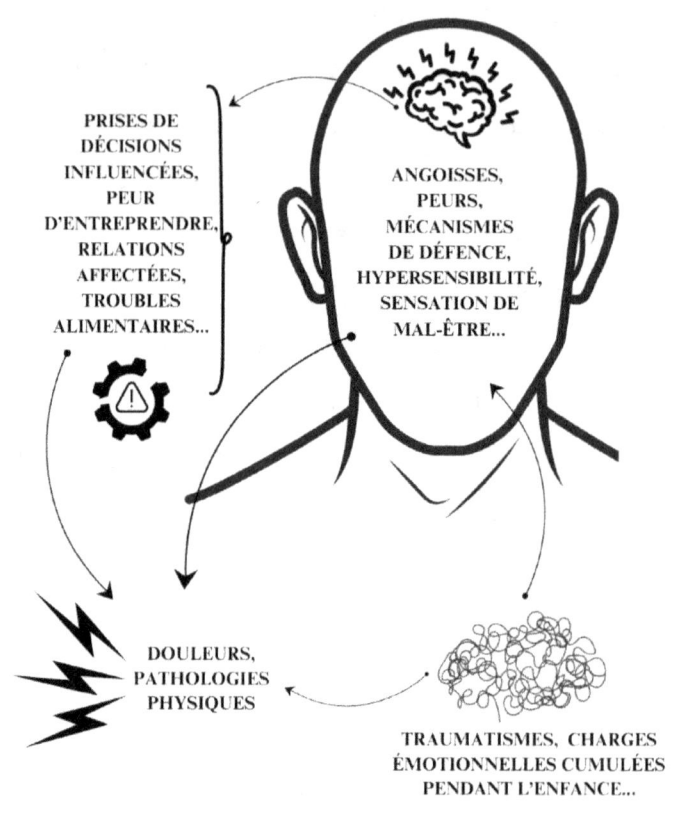

Schéma des interactions émo-psycho-physiques

Chapitre 2 : La prise en charge psycho-émotionnelle en ostéopathie :

Nous ne nous prenons pas pour des psychologues ou encore moins des psychiatres. Nous ne cherchons pas à établir des diagnostics psychologiques. Notre démarche consiste à se demander si les symptômes et pathologies physiques de notre patient pourraient trouver leur origine dans un état de stress ou des émotions. L'écoute active est déjà un aspect crucial de la prise en charge. Elle amène le patient dans un espace de confiance où il peut s'exprimer librement (rappelons la loi du secret médical qui nous interdit strictement de dévoiler ne serait-ce que le moindre détail de ce qui se dit en consultation). Cela lui permet de mettre des mots sur ses émotions. La plupart du temps, la discussion débute sur des questions larges et en apparence banales en demandant comment se passe le travail, comment va la famille, en insistant délicatement si on perçoit une hésitation. Parfois, cela suffit déjà à soulager certaines émotions qui impactent le patient sur le moment.

En effet, pour dissoudre une tension émotionnelle, il nous faut « simplement » :

-en prendre conscience

-comprendre son existence, son origine et ses mécanismes

-lâcher prise

Une émotion existe pour une bonne raison et l'ignorer la cultive, la tension générée persiste et s'exprime : fluctuations hormonales, stimulation ou inhibition neuronale, et/ou douleur voire maladie. Ainsi, communiquer amène le patient à comprendre ce qu'il ressent et pourquoi. Cela parait logique, mais bien souvent face à l'inconfort de certaines émotions, le réflexe est d'y résister et de les repousser dans l'inconscient. Réflexe qu'il faut désapprendre si nous voulons vivre dans une paix émotionnelle, et, c'est le sujet ici : si nous voulons rester en bonne santé.

Ensuite, si nous comprenons qu'un problème physique trouve sa source au moins en partie dans un problème psycho-émotionnel, nous chercherons à discuter plus en détail afin de mieux comprendre le contexte de cette problématique. Le but n'est pas de rentrer en empathie affective et se lamenter avec notre patient sur son sort. L'objectif est de **poser un regard rationnel sur l'émotionnel**, afin de chercher le meilleur moyen de l'aider. Toujours sans jugement bien sûr.

Par la suite, si besoin, nous pouvons conseiller en toute humilité. Personnellement, je conseille des exercices spécifiques simples de gestion du stress et des émotions selon les besoins.

Pour moi, le mental se travaille tout comme le corps physique. Voici par exemple un protocole simple pour gérer ses émotions de manière saine au quotidien si cela vous intéresse.

Exercice :

Observer son état émotionnel

Se connecter à ses émotions ne prend qu'un instant ; en une seconde, nous pouvons comprendre ce que nous ressentons vraiment. Pourtant, dans le tourbillon du quotidien, on oublie souvent de s'arrêter pour se demander simplement : « Comment est-ce que je me sens ? » Les réponses sont là, prêtes à émerger, si seulement nous prenons le temps de les écouter.

Analyser quelles émotions nous ressentons

Pour chaque émotion, analyser pourquoi elle perdure. Le véritable problème n'est jamais externe à nous, car l'objectif est de lâcher prise sur nos attentes concernant *ce qui ne dépend pas de nous*. Accepter une réalité et abandonner nos résistances face aux injustices de la vie. Nous ne nous concentrons pas sur ce qui ne dépend pas de nous, mais sur notre manière d'y réagir.

Lâcher prise

Pardonner, accepter, abandonner. Cette dernière étape n'est pas possible sans avoir correctement réalisé les étapes précédentes. Si lâcher prise n'est pas possible, c'est que certaines choses ne sont pas bien comprises. Nous pouvons rester en colère contre quelqu'un pendant longtemps, si nous ne comprenons pas que cette colère vient de nous-même (mécanique du transfert).

Exemple : Je suis en conflit avec un ami. Je me sens mal, et commence mon protocole. L'émotion prédominante est la colère. Je me sens trahi. Mais je sais que d'un point de vue rationnel, si le comportement d'un ami me parait inapproprié, cela devrait en principe m'être indifférent. Si ma colère persiste, c'est que cela résonne avec quelque chose en moi. En y réfléchissant, cela pourrait venir par exemple d'une peur de l'abandon, prenant racine dans mon enfance. Comprendre ces conditionnements permet la déconstruction de la charge émotionnelle. Je suis moins en colère envers mon ami, car je comprends qu'une part du conflit vient de moi. Mais je peux aller plus loin dans la démarche, car ici travailler sur le thème de l'abandon me semble tout à coup crucial pour une vie saine, si je veux éviter de subir à nouveau de telles émotions. L'abandon crée des manques chez l'enfant : manque de sécurité, manque d'affect et manque de reconnaissance. Chercher ces manques à l'extérieur de nous nous fera tomber dans des relations de dépendance affective, induira des peurs irrationnelles de perdre ses amis, d'être « laissé tomber ». Mais il est bon de savoir qu'une fois adulte, nous sommes assez matures pour nous accorder à nous même ce que nous cherchons à l'extérieur inconsciemment depuis de tels traumatismes. S'accorder à soi-même la sécurité et l'amour que nous attendions perpétuellement inconsciemment nous rend alors véritablement libre. Cette liberté d'esprit, affranchis des peurs et des influences d'autrui est une guérison à part entière pour nous.

Nous comprenons ici que si nous avons fonctionné selon des schémas inconscients depuis longtemps, la première fois où l'on applique un tel exercice peut faire peur, car nous prenons conscience de la masse de tension incroyable qui vit en nous et que nous générons quotidiennement. À ce niveau nous avons deux choix : le premier qui semble le plus facile pour le mental est de refermer les yeux. Renvoyer tout cela dans l'inconscient et ne plus y penser car cela est trop inconfortable. Ou bien nous maintenons la volonté de comprendre, chercher à rétablir un équilibre émotionnel et déconstruire des schémas. Cependant il reste important de rappeler que ce choix n'implique pas seulement votre bien être mais aussi celui de votre entourage.

Exercice : Voici un nouvel outil de rééducation parfait pour exercer sa gestion du stress, la douche froide. S'exposer au froid nous met en situation d'inconfort, c'est une forme de stress. Le réflexe de beaucoup de personnes sera de se crisper, physiquement et mentalement. D'ailleurs, les personnes sujettes au stress sont souvent frileuses, acceptent difficilement le froid, c'est très représentatif de notre façon de gérer notre stress. Ceci en fait un exercice pratique parfait afin de nous exposer à l'inconfort pour travailler notre capacité à l'accepter, à nous détendre. En effet, l'exercice consiste tout simplement à apprendre à se détendre dans le froid, malgré l'inconfort perçu. Commencez avec de l'eau tiède, assez fraiche pour induire un début d'inconfort, et vous pourrez augmenter la difficulté en mettant de plus en plus froid au cours des semaines.

Apprenez à vous relâcher, respirer tranquillement, afin de déconstruire cette réaction conditionnée que nous avons à nous tendre physiquement et mentalement face au moindre stress.

Au-delà des bienfaits purement physiologiques du froid (anti inflammatoire, immunité, circulation sanguine, meilleur sommeil...), il nous apporte donc une habitude à moins nous crisper face aux petits stress quotidiens, réaction qui évolue souvent sans qu'on ne s'en rende compte. C'est souvent après quelques semaines de douches froides journalières qu'on se dit « tiens, cela m'aurait stressé avant ». Par ailleurs, vous apprendrez ainsi à connaitre la sensation véritable du lâcher prise physique et mental. S'entrainer dans sa douche apporte ce que nous appelons un « ancrage psychologique ». En cas de sensation de stress, il vous suffira de vous remémorer cette compétence pour l'appliquer en cas de besoin.

Exercice : Un autre exercice très efficient est le travail de l'*Instant Présent*. Quand nous comprenons que le cerveau fonctionne selon des modes de fonctionnement distincts, nous pouvons en déduire des techniques intéressantes. Quand nous sommes concentré, le cerveau est dans un certain mode. Quand nous dormons, dans un autre (il ne fonctionne pas moins, il est très actif pendant le sommeil, il fonctionne juste différemment). Quand nous méditons, encore un autre mode.

Lorsque nous sommes sujets aux pensées négatives et envahissantes, nous sommes dans un certain mode de fonctionnement. Si nous cherchons à « penser » à autre chose, cela peut être difficile, car nous restons dans le mode « pensées en boucle ». Par contre, si nous changeons de mode, nous sortons instantanément de cette boucle.

L'exercice consiste donc à focaliser notre attention sur nos sens. C'est-à-dire nos perceptions. Notre cerveau ne peut pas produire des pensées et des productions imaginaires, sources d'anxiété, tout en étant en mode réception et analyse. Nous changeons simplement de mode d'utilisation du cerveau en sortant du mental. Cet exercice est à faire à chaque fois qu'un flux de pensées parasites s'installe. Focalisez votre conscience sur le toucher, l'ouïe, la vue, dans les détails. Si les pensées sont laissées libres, elles prennent en importance, nous croyons aux « et s'il se passe ceci ou cela… », « et s'ils ne m'aiment pas », et nous voilà angoissé seulement à cause d'un mental anarchique.

Il faut se rendre compte que nous passons le plus clair de notre temps dans notre mental à vivre à travers nos projections, jugements, peurs, pensées inutiles… Au lieu de vivre la réalité telle qu'elle est. Cet exercice tout simple permet encore une fois de rééduquer son cerveau. La *présence* rend tout ce que nous faisons beaucoup plus profond, plus satisfaisant. Même au sein de notre routine en apparence rébarbative.

Certains s'essayent à la méditation en pensant qu'il faut « ne penser à rien ». C'est une approche souvent source de frustration. Et c'est normal, car si vous vous attelez à ne penser à rien, votre attention est dirigée justement sur vos pensées, ce sont les mêmes neurones qui restent en activité. Alors qu'être en mode *réception* active d'autres aires du cerveau, faisant taire le mental.

Ces quelques exercices assez simples dans l'idée demandent une volonté stable au moins sur quelques. Il suffira ensuite de maintenir le cap et éviter de retomber dans les anciennes habitudes.

Parlons à présent de certains mécanismes concernant les émotions. Dans le cas d'une dose trop forte d'émotion sur un temps très court, la charge sera fragmentée et verrouillée par mécanisme de défense de la psyché (en cas de traumatisme important par exemple). L'idée est que la charge ne peut pas être traitée si elle est trop forte trop vite. Il faudra traiter ces émotions plus tard, progressivement. Certains ostéopathes en viennent à développer leur méthode personnelle pour travailler sur des problématiques physiques induites par de tels traumatismes, afin de compléter un suivi psychologique classique. En effet si une pathologie physique trouve la source en partie dans une telle charge émotionnelle, aucun traitement physique ne sera véritablement efficace sur le long terme. Un très bon exemple de ce type de méthode se trouve dans la nommée DSP pour *Déprogrammation Somato-Psychique*. Développée par le médecin ostéopathe Jean-Pierre GUILLAUME[16], elle consiste à faire visualiser des images spécifiques au patient afin d'accéder à des blocages mentaux ou émotionnels plus ou moins conscients et traiter simultanément en ostéopathie (en tissulaire, en suivant les AT). Pierre TRICOT, ostéopathe également, a développé une méthode similaire, l'Ostéopathie Somato Emotionnelle. Beaucoup d'ostéopathes en viennent aux mêmes recherches et conclusions lorsqu'ils entament une quête d'efficacité toujours plus loin, sans se limiter à des croyances, mais bien motivés par l'expérience directe. Ces méthodes vont plus loin que la plupart des ostéopathes qui s'en tiennent à simplement discuter et conseiller. Assez récentes et difficiles d'accès (ce n'est pas un outil que nous laissons entre les mains de n'importe qui), ces méthodes montrent une efficacité très impressionnante sur des pathologies récalcitrantes car plongeant leurs racines dans des chocs émotionnels forts. Ces méthodes utilisent des exercices inspirés par l'hypnothérapie notamment, associés au savoir-faire spécifique ostéopathique du traitement tissulaire. Il faut donc avoir de très bonnes notions du fonctionnement de l'inconscient humain.

Voyez la conscience comme un phare. Ce phare projette la lumière

---

[16] Jean-Pierre Guillaume. (2009). *Être vivant, L'ostéopathie, nouvelle médecine humaniste*.

là où notre attention se porte. Penser à un événement qui vous touche émotionnellement met la lumière sur cette bulle de souvenir ainsi que sa bulle émotionnelle associée. Cependant, même si vous détournez votre attention afin de laisser cette partie dans le noir, il n'empêche que cette bulle émotionnelle existe, et avec elle sa charge sur votre psyché et votre santé. Le but d'une guérison n'est pas d'effacer le souvenir traumatique, mais de dissoudre la charge émotionnelle associée. Des thérapeutes ont développé leurs méthodes pour amener leurs patients à poser la lumière sur leurs problématiques, puis dissoudre la bulle émotionnelle.

Il s'avère qu'en traitant en fonctionnel, il n'est pas rare d'observer des fluctuations dans nos ressentis en fonction de ce à quoi le patient pense. Par exemple, lorsqu'il raconte un événement traumatisant alors que nous sommes au milieu d'un traitement. Des Attractions Tissulaires peuvent devenir plus claires, plus puissantes certaines peuvent même apparaitre soudainement. Jean-Pierre GUILLAUME, Pierre TRICOT et certains autres ostéopathes ont naturellement creusé cet axe pour en sortir un savoir-faire très spécifique (c'est un outil inutilisable par les thérapeutes purement « mécaniques »). C'est révélateur de l'impact instantané et puissant de nos pensées sur notre corps. Si penser à un événement stressant provoque l'apparition d'Attractions Tissulaires, c'est que les tissus réagissent directement à la pensée (explicable par la transmission d'informations neurologique et intercellulaire, mais en vérité la connaissance scientifique est encore loin d'expliquer la réalité clinique). C'est important. Quand on se rend compte de cela en tant qu'ostéopathe, on apprend vite à travailler sur nos propres pensées. Nous prenons conscience de l'importance d'éviter les pensées négatives au quotidien, et surtout, de l'importance capitale de s'inquiéter des émotions et modes de fonctionnement de nos patients afin de traiter au mieux leur corps.

Pour revenir sur ce mécanisme de défense de la conscience face à un choc émotionnel trop important, ce même mécanisme se met en place lorsque nous sommes trop jeunes pour intégrer, comprendre un choc émotionnel. Un abandon par un parent ou une agression sexuelle par exemple provoquera une sidération psychologique, car l'enfant n'a pas la maturité psychique permettant d'intégrer une telle information. Ceci peut induire une amnésie traumatique notamment. Ce choc remontera à la surface bien plus tard, en fonction d'un contexte précis qui ramènera le souvenir et la charge mentale associée à la conscience. Parfois, une telle réminiscence peut subvenir tout simplement parce que la personne est psychiquement prête à traiter le problème, resté jusqu'ici en dormance. Je répète, guérir d'un tel évènement, c'est désengager toute la charge émotionnelle associée au souvenir. Ce dernier devient alors une mémoire parmi les autres, flou, sans influence. Le but n'est donc pas d'oublier comme on l'aimerait parfois, mais d'accepter et lâcher prise. Si le travail n'est pas fait, la résistance mentale est tellement forte dans l'inconscient qu'elle transpire dans la personnalité du patient. Même si le traumatisme reste « dormant », il est tout de même très influent, de manière sous-jacente et tentaculaire. Dans les peurs, le comportement, jusqu'à être visible dans la posture physique. Un déni de toutes nos forces d'une charge émotionnelle nous rend esclave de nos émotions et de notre mental. Alors qu'observer, accepter et dépasser ces tensions sous-jacentes de notre personnalité nous rendent psychologiquement vraiment libre. Certaines personnes passent des années en psychanalyse mais ne guérissent pas complètement. C'est explicable par le fait qu'elles restent au stade de la compréhension intellectuelle superficielle. Elles parlent très bien de leurs traumatismes, semblent complètement désengagées émotionnellement des événements. Cependant, quelque chose ne va toujours pas. L'émotion est encore compartimentée, bien profondément. Il faut plonger dans cette sensation pour la comprendre, la nettoyer. Cela n'est pas agréable sur le moment, mais le soulagement après coup est incommensurable.

La prise en charge psycho-émotionnelle variera fortement entre chaque ostéopathe. Certains sont frileux car mal-à-l'aise avec les émotions d'autrui. Ce sont peut-être des thérapeutes qui ne s'intéressent tout simplement pas à cela ou qui ont eux-mêmes des problématiques à régler avant de s'enquérir des problèmes d'autrui. Certains conseilleront des techniques de méditation, de sophrologie, mais tous conseillent la réorientation chez un psychologue ou un psychiatre en cas de besoin. L'école Holistéa dispense beaucoup d'heures de cours de psychologie, ce qui nous donne un bagage théorique important. Seulement dans les faits, c'est véritablement la recherche personnelle et l'expérience clinique qui permettent d'orienter au mieux nos patients. Ce que nous appelons aujourd'hui « développement personnel » apporte beaucoup plus qu'on ne le pense à l'état de santé d'un individu, au-delà du bien-être. Les personnes ouvertes au travail sur elles-mêmes font d'excellents patients aux guérisons parfois à la limite de l'imaginable.

Faire de l'exercice physique ou améliorer son alimentation, mieux gérer ses émotions, si la problématique d'un patient demande de tels changements et qu'il ne les applique pas, la guérison risque d'être difficile, qu'importe la qualité du thérapeute. Pour guérir, il faut parfois abandonner ce qui nous a rendu malade, et ce n'est pas toujours simple quand ce sont des habitudes ancrées depuis longtemps. N'importe quel thérapeute ne remplacera jamais une bonne hygiène de vie. Chercher la réponse à ses problèmes sans être ouvert à la possibilité de remettre en question ses habitudes limite le potentiel de guérison significativement.

En formation, la fin de 4ème année et l'ensemble de la 5ème année sont consacrées à la clinique. En général, l'étudiant a 4 consultations par jour, et le reste du temps est consacré aux dossiers patients. Ces dossiers sont toute la retranscription de la vie du patient (la fameuse ligne de vie), des bilans cliniques et ostéopathiques, ainsi que les traitements pratiqués tout le long du suivi. Tout est très précis et chaque consultation est documentée avec le plus de détails possibles. Au bout de quelques consultations (en moyenne toutes les 4-5 séances), nous devons faire un rebilan général, afin d'observer si notre pratique est efficace sur l'évolution clinique (les douleurs et pathologies du patient) et l'évolution ostéopathique (les deux n'ont pas forcément toujours une évolution parfaitement parallèle). Ainsi, l'étudiant est amené à se remettre en question, surtout quant à son efficacité sur le long terme sur la santé de ses patients. C'est important car en cabinet, la plupart des thérapeutes n'ont ni le temps, ni la motivation, ni assez de détails sur leurs fiches patients pour analyser ces informations avec autant de précision. C'est souvent grâce à ces dossiers cliniques que nous délaissons petit à petit les traitements structurels au profil du traitement tissulaire, et que nous nous rendons compte de l'intérêt de s'enquérir de l'état psychologique et émotionnel de nos patients. Chaque dossier est l'équivalent d'une petite étude scientifique. Il serait d'ailleurs temps de parler des études scientifiques vis-à-vis de l'ostéopathie.

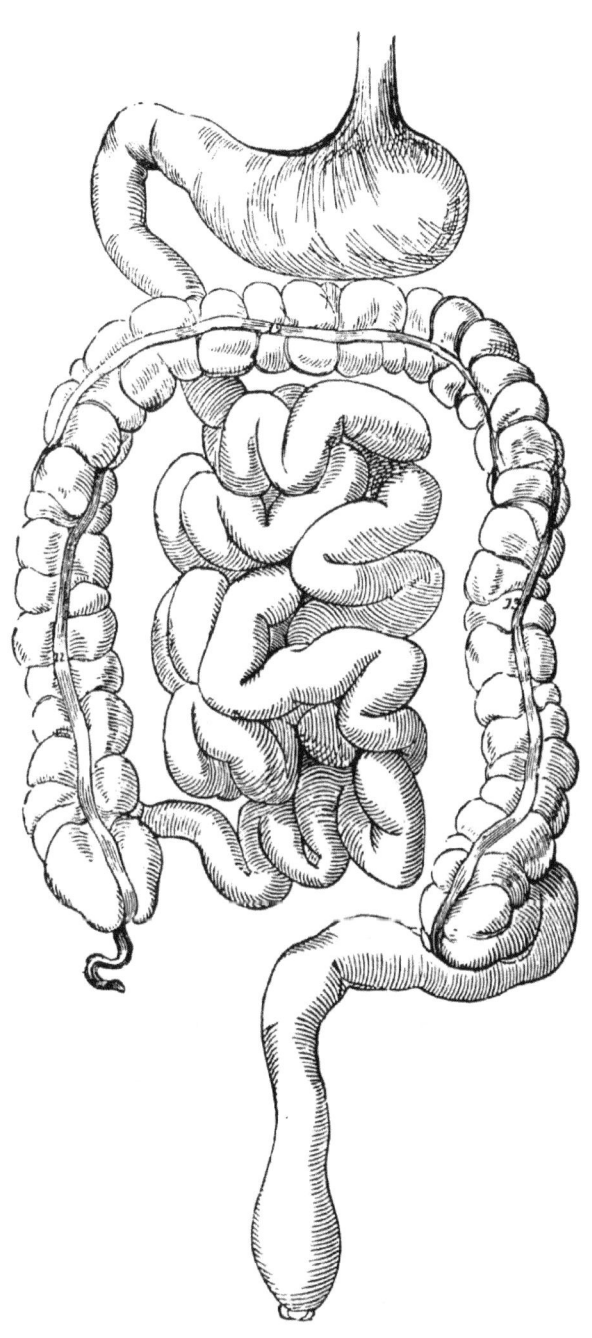

80

Partie 4 : La « reconnaissance » scientifique et juridique

J'aimerais commencer cette partie en insistant sur le fait que le but de ce chapitre n'est pas de convaincre ou de chercher une forme de reconnaissance. J'ai vite compris que la majorité des critiques sur l'ostéopathie ne se basent sur aucun fait avéré mais plutôt sur des croyances sans fondement et des présuppositions hasardeuses. Ce n'est pas parce que la science ne comprend pas pleinement une réalité que cette dernière n'existe pas. Notre science a ses limites, et rejeter d'office tout ce qui n'est pas totalement compris par la science n'est pas l'œuvre d'un esprit scientifique, mais plutôt d'un esprit qui a peur de l'inconnu. Être scientifique, c'est accepter de ne pas avoir les outils et connaissances suffisants, et voir ce que nous avons comme informations à disposition. Toute personne réellement dotée d'un esprit scientifique accepte les limites de ses connaissances et s'intéresse au sujet avec l'esprit ouvert. C'est à ces personnes que j'aime m'adresser, même si elles sont sceptiques de premier abord, tant qu'elles ont l'esprit ouvert, la communication est toujours riche. Il est d'ailleurs très satisfaisant de traiter un patient sceptique de premier abord, conquit ensuite par l'efficacité de la prise en charge.

En ce qui concerne la science, il faut tout d'abord comprendre comment celle-ci fonctionne, en l'occurrence dans le système médical actuel. Nous sommes encore aujourd'hui limités du point de vue technologique pour mesurer et observer correctement une multitude de mécanismes physiologiques. Nous avons parlé du MRT, ressenti par les ostéopathes bien avant d'avoir la technologie pour en comprendre l'origine. Beaucoup de fausses hypothèses ont été avancées au fil du temps pour expliquer ces sensations. La réalité en tout cas était ressentie bien avant de pouvoir être mesurée et bien comprise. D'autres connaissances viendront s'ajouter, mais de notre point de vue, **l'empirisme**, donc **l'expérience directe**, prime afin de voir ce qui fonctionne ; nous faisons plus confiance à nos sensations et aux résultats cliniques qu'aux hypothèses plus ou moins prouvées par nos connaissances scientifiques restreintes. Toutefois, l'empirisme n'est plus vraiment reconnu par la médecine moderne, en tout cas à sa juste valeur. Celle-ci exige des protocoles stricts de traitements reproductibles avec des unités de mesures précises. Ceci permet une stricte objectivité, très utile et importante pour bien observer les effets des traitements protocolaires, mais cette manière de faire n'est pas vraiment compatible avec la médecine ostéopathique, et d'ailleurs toutes médecines dites *holistiques*.

Si nous voulons vérifier l'efficacité de l'ostéopathie, nous devons être proches de sa réalité clinique (avec l'approche personnalisée du patient). De telles études s'orientent donc sur l'observation de groupes dits « sujets » qui ont un suivi ostéopathique, opposé à un groupe dit « contrôle » donc qui n'a, lui, aucun suivi spécifique.

Puis, nous observons la différence entre les deux selon le sujet d'étude établi en amont. Des études qui s'approchent plutôt bien de la réalité clinique ont démontré depuis longtemps l'efficacité significative de l'ostéopathie. En voici une petite liste :

-Ces études et méta analyses (regroupement d'études au sujet similaire, afin d'avoir une vue plus globale donc plus fiable) sur l'effet de l'ostéopathie sur les maux de tête (céphalées) et migraines ont démontré une amélioration significative de la fréquence, de l'intensité et de la durée des céphalées et des migraines avec un suivi en ostéopathie[17].

-Les statistiques de risques de complications à l'accouchement chez des femmes avec ou sans suivi ostéopathique[18] ont rapporté une différence significative avec l'utilisation de forceps beaucoup moins fréquente, du temps de travail réduit, et une souffrance moindres. Mais aussi une différence significative des douleurs

---

[17] -Anderson RE, Seniscal C. (2006). *A comparison of selected osteopathic treatment and relaxation for tension-type headaches. Headache.* 46(8):1273-80. ECAA
- Maistrello, Rafanelli, Turolla. (2019). *Manual Therapy and Quality of Life in People with Headache: Systematic Review and Meta-analysis of Randomized Controlled Trials.*
- F. Ceritelli, L. Ginevri. (2021). *Clinical effectiveness of osteopathic treatment in chronic migraine. 3-Armed randomized controlled trial.*

[18] Hollis H King et al. (2003). *Osteopathic manipulative treatment in prenatal care : a retrospective case control design study.*

lombo-pelviennes au cours du troisième trimestre de grossesse[19]

-L'efficacité de l'ostéopathie sur le temps passé à l'hôpital pour les nouveaux nés (ce qui sous-entend les complications post naissance) : Nous observons que les nourrissons passent statistiquement moins de temps à l'hôpital avec un suivi ostéopathique en service obstétrique[20]. Ce qui porte à réflexion, car cela pourrait permettre une forte réduction de coût pour la sécurité sociale et les mutuelles. Surtout connaissant le prix d'une journée à l'hôpital aujourd'hui, sans parler de la surtension en milieu médical. Ce rapport encourage la présence de plus d'ostéopathes en service obstétrical (les sage-femmes sont d'ailleurs globalement les médecins les plus enclins à travailler conjointement avec des ostéopathes).

- En ce qui concerne la plagiocéphalie (problématique de « tête plate » chez les nouveaux nés), l'ostéopathie est la seule discipline médicale démontrant une efficacité avérée, de plus, sans effet secondaire, dans le traitement de la forme du crâne des enfants

---

[19] Maria Luisa Arruda Correia et al. (2023). *Influence of Osteopathic Manipulative Treatment on the Quality of Life and the Intensity of Lumbopelvic Pain in Pregnant Women in the Third Trimester: A Prospective Observational Study.*

[20] Francesco Cerritelli et al. (2013). *Effect of osteopathic manipulative treatment on length of stay in a population of preterm infants: a randomized controlled trial.*

sujets[21]. « Le traitement n'est pas limité au crâne [...] Le traitement ostéopathique a démontré sa valeur scientifique et des résultats favorables basés sur des études aléatoires, montrent une diminution significative du degré d'asymétrie crânienne ».[22]

Il n'existe pas de traitement en médecine classique pour les plagiocéphalies sans gravité avérée selon leurs critères (tant qu'il n'y a pas de problématiques graves associées, telles que des troubles du développement par exemple), mais, connaissant le concept de « la Structure Gouverne la Fonction », on devine qu'une tête à moitié plate n'est pas forcément optimale... Le seul recourt en médecine conventionnelle si la plagiocéphalie devient trop importante est la pose d'un casque qui écrase littéralement le crâne de l'enfant afin de le forcer à prendre une forme plus ronde. Je vous laisse deviner notre avis sur ce traitement...

- Pour terminer cette courte liste, l'endométriose, avec un impact significatif sur les douleurs pelviennes[23]. Au-delà de cette étude, l'amélioration des symptômes digestifs et des dyspareunies

---

[21] Cerritelli F. et al. (2015). *Clinical effectiveness of osteopathic treatment in chronic migraine: 3-Armed randomized controlled trial.* Complement Ther Med. 23(2):149-56.

[22] Amiel-Tison C, Soyez-Papiernik E. (2008). *Cranial osteopathy as a complementary treatment of postural plagiocephaly.* Arch Pediatr. 15 Suppl S24-30.

[23] M Sillem et al. (2016). *Osteopathy for Endometriosis and Chronic Pelvic Pain - a Pilot Study.*

(douleurs pendant les rapports sexuels) dans le cadre de patientes atteintes d'endométriose sont observés en cabinet, mais il n'existe pas encore d'études approfondies sur ces questions.

Il existe énormément d'études sur beaucoup de pathologies diverses mais restons-en là par souci de confort de lecture. Vous comprenez bien que les effets bénéfiques de l'ostéopathie dépassent de loin le simple cadre musculosquelettique. Son approche en fait une arme très efficace dans le cadre des maladies chroniques multifactorielles, en mal de réponses efficaces. Vous comprenez également qu'il est impossible d'établir une liste exhaustive des pathologies prises en charge en ostéopathie. Je peux néanmoins en citer quelques-unes supplémentaires à celles déjà évoquées, afin de vous donner une vision générale : toutes les névralgies ne nécessitant pas d'opération, telles que les NCB (névralgies cervico-brachiales), les névralgies d'Arnold, etc., les algies vasculaires, les acouphènes, les troubles de la fertilité, les insomnies, les reflux gastro-œsophagiens, le bruxisme et autres problématiques de la mâchoire, les troubles urinaires, les hémorroïdes chroniques (en travaillant sur toute dysfonction pouvant perturber la pression dans le petit bassin, sans traiter directement au niveau de l'anus), ainsi que toutes les douleurs sans explication médicale. En définitive, retenez que tout ce qui n'est pas de l'ordre de l'urgence mérite un bilan ostéopathique.

Si par hasard vous vous aventuriez à lire ces multiples études, vous verriez qu'il en ressort des « biais » (un facteur qui réduit l'objectivité parfaite de l'étude). Il est dit qu'il est impossible « d'aveugler » le thérapeute et le sujet, en raison de la nature du traitement manuel. Ceci exprime que le patient sait qu'il est traité par un ostéopathe, et l'ostéopathe sait ce qu'il fait (donc qu'il n'inocule pas un placebo par exemple). Ce type de protocole, utilisé pour tester des médicaments ou des interventions chirurgicales, n'est pas applicable à l'ostéopathie. Plus encore, les études ne savent pas précisément ce que les ostéopathes font lors des consultations sur les sujets suivis. Chaque traitement étant adapté à la personne, cela est perçu comme un "biais", car nous ne testons pas une méthode standardisée et reproductible. Ce flou est un problème important pour la reconnaissance scientifique. C'est pourquoi il est dit parfois de l'ostéopathie que ce n'est pas une science mais une pseudo-science. La plupart des critiques sur l'ostéopathie se basent sur cette problématique. Bien qu'il suffise de lire les études pour admettre que l'ostéopathie a démontré son efficacité depuis longtemps, et sur une multitude de problématiques, de par sa nature, nous ne pouvons pas entrer parfaitement dans les exigences de la science moderne. Pas tant que notre technologie ne nous permet pas d'observer et mesurer ce que nous faisons, et ce qu'il se passe à l'intérieur du patient en temps réel lors des traitements. Donc oui, l'efficacité de l'ostéopathie est prouvée au regard des multiples études réalisées jusqu'ici. Mais nous ne pouvons pas encore démontrer exactement ce qu'il se passe lors d'un traitement par manque d'outil de mesure adapté. Pour illustrer cette problématique ostéopathie-reconnaissance scientifique, je vais vous parler d'Ignace Semmelweis (1818-1865). C'est le médecin considéré comme le précurseur de l'hygiène. De son temps, les chirurgiens ne se lavaient pas les mains pour accoucher leurs patientes. N'ayant pas les technologies pour connaitre l'existence des bactéries et autres virus, on s'évertuait à comprendre d'où venaient les fièvres des femmes qu'on accouchait après avoir disséqué des cadavres sans s'être lavé les mains entre temps, provoquant la mort de ces dernières. Beaucoup en venaient à favoriser l'accouchement dans la rue, le taux de mortalité en couche y étant moins élevé qu'à l'hôpital... Les thèses de Semmelweis furent violemment rejetées par ses pairs, refusant d'admettre que leurs actions étaient à l'origine d'une surmortalité. Il finit sa vie interné de force dans un asile où il mourut apparemment battu par les gardiens. Par logique et expérience directe, il avait observé l'intérêt du simple fait de se laver les mains avant d'accoucher, mais ses pairs l'ont totalement rejeté par ego. La seule preuve scientifique était les statistiques de mortalité, et l'expérience directe.

En conclusion, sans la technologie qui nous permet de connaitre l'existence des germes, l'hygiène ne serait théoriquement même pas « parfaitement reconnus par la science » de nos jours d'après la reconnaissance si peu accordée à l'expérience clinique.

Prenons maintenant l'exemple d'une étude comme la science moderne le voudrait. Une étude sur des sujets présentant des lombalgies chroniques, où il est appliqué ici exclusivement des traitements structurels : en l'occurrence, faire craquer les lombaires systématiquement, sans bilan préalable. Ceci n'est absolument pas de l'ostéopathie, nous sommes d'accord. Ce protocole montrera une amélioration très peu significative, proche du placebo[24]. Ce que nous savons déjà grâce à l'expérience clinique est ici validé. Ce qui est instructif. Par contre, cela est plus difficile à accepter pour les praticiens ayant basé leur pratique exclusivement sur du cracking. Malheureusement, certains feront l'affiliation : craquer = ostéopathie, si faire craquer n'est pas efficace, l'ostéopathie ne l'est pas. Pourtant, ici, à aucun moment nous avons étudié l'ostéopathie mais seulement le structurel en protocole, ce qui est intéressant car cela valide notre approche. Elle nous montre bien la limite d'une vision mécanique, qui cherche à tout simplifier à des processus reproductibles hors de toute réalité clinique.

C'est pourquoi on ne peut prétendre pratiquer l'ostéopathie en ayant suivi une formation partielle et superficielle. Cela demande de solides connaissances théoriques, d'anatomie et de physiologie, en plus d'un savoir-faire pratique poussé. Certains ostéopathes diplômés d'écoles à la formation douteuse sont aujourd'hui des thérapeutes frustrés n'hésitant pas à attaquer leurs confrères et

---

[24] Christelle Nguyen et Coll. (2021) *Effect of Osteopathic Manipulative Treatment vs Sham Treatment on Activity Limitations in Patients With Nonspecific Subacute and Chronic*
Internal Medicine *Low Back Pain - A Randomized Clinical. Journal of the American Medical Association (JAMA)*

consœurs qui pratiquent la méthode fonctionnelle/tissulaire (souvent sur les réseaux sociaux). N'ayant pas le savoir-faire, la vue du succès des ostéopathes accomplis met en lumière leur incompétence. C'est malheureux car cela nuit fortement à l'image du métier déjà difficile à cerner pour les profanes. Malgré les décrets successifs depuis 2007 poussant vers l'alignement de la qualité des écoles, les ostéopathes d'aujourd'hui présentent une inégalité de compétence parfois abyssale. Un risque plane sur la qualité des formations. La recherche d'encore plus de reconnaissance de la part de l'état et de la communauté scientifique peut amener certaines écoles et syndicats à vouloir se rapprocher des croyances traditionnalistes que la communauté juge plus « scientifique ». Ces croyances considérées plus « terre à terre » menacent le traitement tissulaire pourtant démontré plus efficace par les études. Il risque de disparaître au profil des traitements structurels mieux acceptés par la communauté médicale, bien que les études elles-mêmes aient dévoilé leur efficacité très limitée. C'est un paradoxe typique de la science médicale, venant d'un biais connu chez l'humain : privilégier des méthodes conformes aux croyances consensuelles, bien que leur efficacité soit limitée, plutôt que des approches empiriques efficaces innovantes mal comprises.

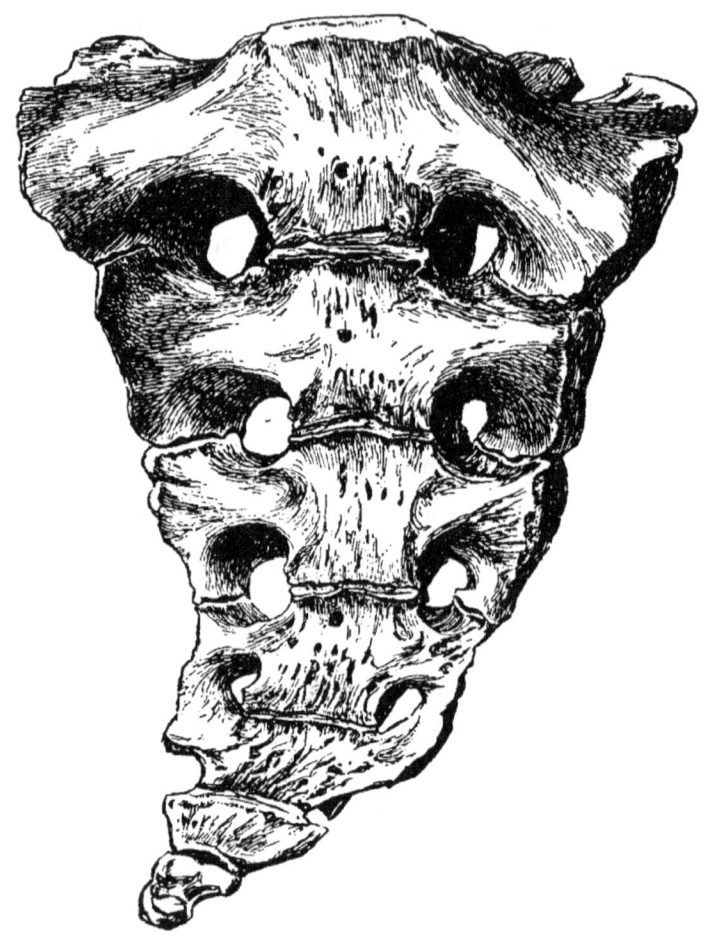

Partie 5 : Pourquoi un tel engouement pour l'ostéopathie en France ces dernières années ?

Aux Etats-Unis, l'ostéopathie est une spécialisation qui ne peut être exercée que par les médecins. En Espagne, comme dans beaucoup de pays, elle n'est pas reconnue du tout, en faisant une spécialisation annexe de médecine ou de kinésithérapie. En France, elle est restée longtemps clandestine. Exercice illégal de la médecine, elle était au mieux des techniques expérimentées ponctuellement par des médecins ou kinésithérapeutes. Une génération de thérapeutes a lutté pour la reconnaissance officielle de l'ostéopathie comme médecine à part entière. Malgré la lutte farouche de l'Ordre des Médecins qui eut probablement autant peur pour les « dérives » que pour son omnipotence dans le système de santé[25], les ostéopathes obtinrent gain de cause et la reconnaissance du diplôme par l'état en 2007 (non sans mal). Depuis, d'autres décrets sortent régulièrement pour établir une cohérence et surtout niveler la qualité des différentes

---

[25] Nous parlons bien de l'Ordre des Médecins et non des médecins en générale. L'Ordre est connu pour son agressivité envers les médecines non conventionnelles. Il est vrai qu'il est important de correctement structurer les formations ainsi que l'aspect juridique afin d'éviter toute dérive dangereuse pour les patients. Cependant, la nature et la forme de leurs attaques révèlent davantage une volonté de nuire que d'aider les personnes compétentes, telles que les syndicats (le SFDO, par exemple, a permis une multitude d'avancées juridiques en bataillant vaillamment). Ces syndicats aident grandement à baliser et structurer les formations afin de former des thérapeutes compétents, mais doivent chaque fois se battre pour la moindre avancée. L'Ostéopathie est un outil précieux de Santé Publique, et non simplement une médecine de « bien-être » comme certains voudraient nous catégoriser.

écoles. Elles doivent dispenser des cours très poussés afin que les ostéopathes soient à la hauteur des responsabilités de leur reconnaissance juridique. Etant « consultants de premier ordre », ils peuvent accueillir un patient sans que celui-ci n'ait vu de médecin au préalable. L'ostéopathie est donc bien reconnue par l'Etat, plus précisément par le Ministère de la Santé et le Ministère de l'Enseignement.

Il y a quelques temps, le système médical Français était un des meilleurs du monde. Malheureusement, il a évolué au fil du temps. Globalement, il adopte progressivement une orientation commerciale à but lucratif. La santé n'est plus véritablement la priorité dans certaines branches du système. La tendance à privatiser les laboratoires pharmaceutiques, les hôpitaux et les cliniques va dans cette direction. Il est aisé de le comprendre en observant le nombre de condamnations pour corruption d'absolument toutes les compagnies pharmaceutiques les plus importantes du monde. Sans succomber à la peur d'un complot calculé, il est aisé de deviner que des milliards d'euros valent bien plus que la santé de la population pour certains groupes industriels et financiers. Lorsqu'il faut financer une étude, l'accent est souvent mis sur la rentabilité, ce qui signifie que la recherche de la vérité est parfois sacrifiée au profit de la recherche de traitements moins coûteux à produire, et plus lucratifs.

D'un autre côté, les médecins sont rémunérés à l'acte thérapeutique par la Sécurité sociale. Il leur faut donc aller vite s'ils veulent gagner leur vie. De plus, leur nombre est limité face à la demande colossale. Ils n'ont pas le temps, pressés à prescrire de manière mécanique et protocolaire, déshumanisant peu à peu les rapports entre thérapeutes et patients. Ce n'est pas la faute des médecins, mais bien du système actuel. Vous avez sans doute constaté la différence dans la manière dont les consultations se déroulent aujourd'hui comparées à celles de votre enfance avec votre médecin de famille. Je respecte profondément les médecins qui vivent leur vocation du mieux qu'ils peuvent, mais le système ne les aide pas vraiment à faire leur travail comme ils l'aimeraient, avec humanité.

Placée dans ce contexte, l'ostéopathie est une nouvelle approche, originale, qui semble plus humaniste. Elle propose des traitements personnalisés en prenant le temps d'écouter et d'expliquer, en plus d'être efficace. Forcément, elle ne peut qu'attirer l'attention. La qualité de certaines écoles françaises, la reconnaissance et le statut privilégié juridique de consultant de premier ordre, la surtension médicale, la quête des patients pour une prise en charge plus holistique ; tout ceci catalyse le succès de l'ostéopathie en France. Et espérons le reste du monde, car c'est une médecine qui a beaucoup à offrir, prenant sa juste place dans une sorte de vide que le système médical moderne a creusé. Grâce à l'efficacité de la médecine contemporaine en chirurgie et sémiologie, grâce à l'efficacité des kinésithérapeutes en rééducation et réathlétisation, l'ostéopathie a une place aujourd'hui incontournable dans la prise en charge de douleurs chroniques, de dysfonctions physiologiques passagères, de pathologies multifactorielles, idiopathiques (dont nous ne connaissons pas la cause), de la prévention et de la performance. De plus en plus de français prennent le réflexe de voir en premier lieu l'ostéopathe. Il leur dira s'il y a besoin de consulter le médecin, voire d'aller aux urgences. Cela soulage la demande de consultations des médecins et des urgences des cas qui n'ont pas besoin d'y être, sans mettre en danger les patients qui se voient soit pris en charge, soit orientés correctement en cas de besoin. C'est une tendance qui viendra à s'intensifier à la vue du chemin que le système de santé moderne continue à emprunter et si l'ostéopathie reste elle-même malgré la pression.

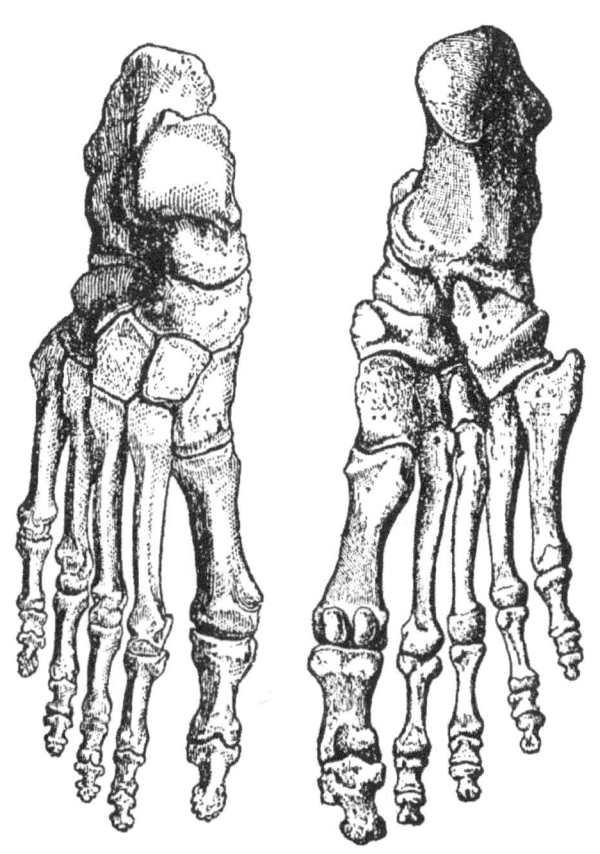

Partie 6 : Implications diverses de la philosophie ostéopathique

Chapitre 1 : Implications physiques :

En pratiquant l'ostéopathie et en approfondissant notre compréhension de sa philosophie, diverses implications se manifestent. Comme toute voie à la recherche honnête de la vérité, les réponses toutes faites sont des pièges, et chaque compréhension amène souvent à encore plus de questions. Un bon exemple se trouve dans une phrase de Rollin E. Becker (1910-1996), ostéopathe renommé : « *Seuls les tissus savent* ». Nous méditons sur cette idée à chaque apparition de notre volonté humaine de schématiser, établir des raccourcis. L'attrait de vouloir établir des schémas récurrents dans les pathologies est fort, car cela requiert moins d'effort intellectuel. Toute idée préconçue doit disparaitre de notre esprit lorsque nous posons nos mains. C'est le Bilan, effectué sans attente spécifique qui prime sur le reste. Il est impératif de ne jamais partir avec des préjugés sur ce que ce bilan révélera, au risque de perdre en précision, voire même être dans le faux. « *Seuls les tissus savent* » suggère que ni le patient, ni l'ostéopathe, ni quiconque ne peut prétendre savoir ce qu'il se passe vraiment dans un corps sans avoir réalisé un bilan. C'est pourquoi les ostéopathes sont souvent les bons thérapeutes de la dernière chance. Quand un patient erre avec une pathologie récalcitrante, il finit parfois par arriver à notre cabinet, éreinté par son parcours médical. Et en tant qu'ostéopathe, posant un regard différent, se creusant la tête pour comprendre les tissus, il n'est pas rare que nous arrivions à régler des problèmes qui ont été sans réponse pendant parfois des dizaines d'années, résistant à toutes sortes de traitements.

La tendinite

Je pense à l'exemple typique des tendinites (plus correctement tendinopathie). C'est une inflammation de l'environnement d'un tendon. Cette inflammation est due à l'hyper-sollicitation de ces fibres tendineuses qui en viennent à saturation et donc, à une inflammation pathologique. Le protocole médical conventionnel préconise simplement du repos, parfois des anti-inflammatoires, et de bien s'hydrater. La kinésithérapie propose toutes sortes de protocoles variant en fonction du professionnel et en fonction du tendon en souffrance : massages, électrostimulation, renforcement musculaire, les ultrasons[26], les étirements[27], thérapie laser[28] , (à savoir que « Les ultrasons, le laser, et les ondes de choc manquent d'évidence scientifique fondée[29] »). Certains kinés, réalisant les limites des protocoles appris à l'école se forment afin d'affiner leur

---

[26] Bouter LM. *(*2000*)*. *Insufficent scientific evidence for efficacy of widely used electrotherapy, laser therapy, and ultrasound treatment in physiotherapy.* Ned Tijdschr Geneeskd, 144, 502-5.

[27] Park DY, Chou L. (2006) *Stretching for prevention of Achilles tendon injuries: A review of the literature. Foot Ankle Int.,* 27 (12), 1086-95.

[28] J.R. Basford, G. A. Malanga et al. *(*1998*)*. *A randomised controlled evaluation of low-intensity laser therapy: plantar fasciitis. Arch Phys Med Rehabil.*

[29] Louise Pieters et al. (2020). *An update of systematic reviews examining the effectiveness of conservative physiotherapy interventions for subacromial shoulder pain.*

pratique. Ils gagnent en efficacité en développant une approche plus globale, s'approchant de notre vision. Cependant, pour certains cas ils risquent d'être limités par le manque d'outils de bilan qui permettent de tester les tissus autres que musculo-tendineux. La kinésithérapie est extrêmement efficace face aux problématiques qui demandent une approche protocolaire, comme la rééducation encore une fois. Ceci n'est pas du tout dans le champ de compétence des ostéopathes. Pour la tendinopathie, indifféremment de toute pathologie, l'ostéopathe réfléchira à comprendre l'organisation qui induit cette hyper-sollicitation des fibres inflammées. Qu'est ce qui empêche le corps de travailler harmonieusement avec l'ensemble des muscles/tendons à sa disposition ? Et enfin traiter ce problème à la source. Masser, donner des anti-inflammatoires même en infiltration ne règle que rarement ce problème en amont. Parfois, cela donne du répit, en faisant taire le symptôme, parfois l'inflammation changera simplement d'endroit, et les traitements traditionnels peuvent alors durer longtemps. Il arrive donc très souvent qu'un patient arrive au cabinet trainant une tendinite datant parfois de plusieurs années, malgré de multiples infiltrations, massages, électrostimulations, percussions, traitements divers... Il faut ouvrir notre attention du tendon touché, trouver et traiter ses influences même distantes, et l'inflammation partira potentiellement d'elle-même. Ce type de guérison peut survenir au cabinet en une seule consultation pour des tendinites datant d'une ou deux années.

Les pistolets de massage

D'après mon expérience tout à fait personnelle, je vois beaucoup d'athlètes utiliser ces machines de massage. Le problème que je peux relever vis-à-vis de ce type d'outils est le manque crucial de la sensation du tissu. Que ce dernier soit en contracture, inflammé, ou déchiré, l'outil travaillera avec la même force. Là où une main s'adaptera en fonction du tissu : même un amateur ordinaire du massage sait naturellement adapter son appui en fonction des tensions qu'il sent sous ses doigts. Le reflexe assez humain de vouloir appuyer là où on a mal nous amène à utiliser ce type d'outil avec parfois un peu trop d'ardeur, car « si j'ai mal, c'est que ça fonctionne ». Or, un tissu contracturé l'est pour une raison. S'il reste ainsi contracté pour compenser des tensions complexes, s'il est saturé, le stresser d'autant plus n'est peut-être pas la plus judicieuse des idées. Pire s'il s'agit d'une déchirure qu'on peut alors aggraver. Je conseille l'utilisation de ces machines surtout pour la récupération, sur des muscles courbaturés ou congestionnés, mais il vaut mieux éviter sur des contractures ou des inflammations.

Les contractures

Tout le monde a déjà subi cette sensation de muscle qui reste contracté, douloureux, entre les omoplates par exemple. De douleur vive, qui apparait parfois lors d'un mouvement en apparence tout à fait anodin. La contracture est une adaptation naturelle à une saturation des fibres musculaires. Encore une fois,

ce n'est pas forcément le résultat d'un faux mouvement, mais la conséquence d'une suite de problématiques internes. En fonction du degré de la douleur, je recommande plusieurs façons de gérer le problème. Si la douleur vous bloque totalement dans certains mouvements comme un lumbago ou un torticolis, le repos est ici imposé par le corps dans une certaine mesure. Mais bougez si possible. Marchez, faites des mouvements légers autant que la douleur vous le permet. Si le lendemain la douleur et le blocage n'ont pas évolué, consultez un ostéopathe qui fera un bilan et saura trouver la cause, la traiter, et détendre au maximum les muscles spasmés. Cependant, une fois en mode sécurité, ces muscles mettrons quelques jours à se relâcher dans tous les cas. L'ostéopathe permettra à la contracture de durer moins longtemps, peut-être trois jours au lieu d'une semaine. Mais surtout en traiter l'origine évitera toute récidive. C'est un réflexe de défense qui ne se désengage pas en quelques minutes, bien qu'on puisse améliorer fortement la douleur ressentie et la mobilité. Si la contracture est gênante mais ne perturbe pas les mouvements, il peut être intéressant de faire une séance de renforcement musculaire qui engage les muscles contracturés. Cela vascularisera la zone, amènera le muscle à la contraction-relâchement, accélérant sa détente et l'amélioration du symptôme.
Si vous écoutez correctement votre corps, vous pouvez facilement deviner si une douleur demande du repos ou du mouvement. De toute manière, on ne vous demandera jamais d'arrêter toute activité

physique, mais seulement de vous adapter. On modifie sa manière de bouger si besoin, mais on n'arrête pas. En cas de blessure, rester dans son canapé est néfaste pour le mental comme pour le corps. Qu'importe le degré de gravité, il faut toujours favoriser le mouvement adapté (en cas de pathologie spécifique les kinés sont très compétents pour conseiller et proposer des exercices physiques ajustés).

Le mouvement

Nous avons déjà parlé de l'importance de bouger, de l'activité physique et de la surcharge progressive afin d'amener le corps à se renforcer, ralentir voire inverser le vieillissement, améliorer sa capacité d'auto guérison, son immunité, son équilibre hormonal etc…

Ajoutons à tout cela plus de précision avec l'exemple des articulations. Au sein de chaque articulation existe le liquide synovial. C'est un liquide visqueux qui permet la lubrification, et donc la qualité de mobilité de l'articulation. Ce liquide conserve sa qualité grâce au mouvement. Sans mouvement, il n'élimine pas ses déchets, et les nutriments arrivent difficilement. Sur le long terme, sans mouvement, une articulation s'enraidie, apparaissent alors l'arthrose et autres dégénérescences.

Prenons l'exemple des hanches. L'articulation coxo-fémorale dispose d'un degré de mobilité très ample. Dans notre culture occidentale, au sein d'une vie très sédentaire, nous n'utilisons que très rarement cette articulation au-delà de 90° de flexion (quand nous sommes assis sur une chaise par exemple). La position accroupie, position primaire, posture de base pour notre espèce, avec les hanches en flexion complète, se perd pour la plupart des personnes très sédentaires. La hanche n'étant jamais utilisée dans son amplitude, elle se dégénère petit à petit. In fine, les prothèses de hanche deviennent obligatoires.

Je peux ici faire une petite digression concernant les sports qui sollicitent les articulations dans leurs amplitudes. Je vais parler en tout cas de mon expérience personnelle, mon cabinet étant localisé au sein d'une salle de Crossfit. C'est un sport où l'objectif est d'être le plus complet possible en termes d'aptitudes physiques : force, endurance, explosivité, agilité... Beaucoup de croyances semblent entourer ce type de sports perçus comme « dangereux », « source de blessures », « inaccessible », « sport d'élite » ...

En tant qu'ostéopathe, j'ai pu observer les effets d'un tel sport chez mes patients. En réalité, ce n'est pas un sport traumatisant. Il l'est bien moins que le football ou le rugby à titre de comparaison. Ce qui est traumatisant, ce n'est pas ce que l'on pense. Soulever une charge, même avec le dos rond est un mouvement fonctionnel, notre corps est fait pour le réaliser. Ce qui est traumatisant, c'est d'appliquer une contrainte trop élevée pour son corps. Soulever une charge dos rond peut l'être si les muscles du dos sont très faibles par exemple. Bien plus traumatisant, un choc, pour un sport de contact, devient traumatisant· quand il dépasse les capacités d'encaissement du corps. Là où des contraintes adaptées le renforcent. Le football et le rugby sont traumatisants dans le sens où il y a beaucoup de contacts qu'on ne peut contrôler. D'où l'importance d'une préparation physique afin d'éviter les blessures, préparation physique la plupart du temps négligée dans les niveaux amateurs. Par contre, solliciter son corps va peut-être **révéler** des problématiques. Je m'explique : si par hasard vous avez une restriction légère, une dysfonction qui perturbe légèrement votre épaule droite, mais que vous ne l'utilisez que très peu dans son amplitude, sans vraiment solliciter vos muscles de l'épaule avec charge, vous ne le sentirez pas. Au bilan ostéo, on trouvera cette dysfonction, mais elle sera asymptomatique car cette dysfonction ne gênera pas vos mouvements, plutôt limités au sein d'un quotidien sédentaire. Mais si par hasard vous utilisez votre épaule dans tout son potentiel, en portant des charges au-dessus de la tête, en étirant votre bras vers l'arrière avec de l'amplitude, alors vous sentirez une restriction : En conclusion, dans bien des cas *ce n'est pas le mouvement qui provoque la dysfonction, il la révèle.*

Le périnée

Ce muscle est à la base du bassin, véritable hamac qui soutient le petit bassin, tendu entre le pubis et le coccyx. Le périnée existe aussi bien chez les hommes que chez les femmes. Malheureusement, ils est surtout évoqué dans le cadre obstétrical, post partum pour retonifier le périnée détendu après le passage du bébé. Mais c'est un muscle très important également chez les femmes jeunes, ainsi que chez les hommes. C'est un muscle qui aide à gérer la pression intra abdominale et globalement l'équilibre et la stabilité du bassin. Il prévient les prolapsus (descente d'organes), les douleurs de dos et les fuites urinaires et bien plus encore. Il est même directement lié à la puissance des orgasmes, tant chez les femmes que chez les hommes, chez qui il contribue en plus au contrôle de l'éjaculation. Le périnée présente également une forte influence sur l'ensemble de la posture. Par exemple, si vous avez les jambes arquées ou en x, peut être que le problème vient d'un périnée trop tendu (tendu ou parfois dit « hypertonique » ne veut pas dire « trop musclé ») ou trop détendu. Sachez qu'il est facile de le travailler par vous-même.

Exercice : Placez deux doigts entre le scrotum (enveloppe des testicules) et l'anus pour les hommes, et juste à l'extérieur de la vulve, entre le vagin et l'os de l'aine si vous êtes une femme. Appuyez, et cherchez simplement à contracter. Vous devez sentir la contraction sous vos doigts. Au début, vous contracterez surement les abdominaux, les adducteurs, ou les fessiers. C'est normal de ne pas réussir les premières fois. Mais travaillez, et au fur et à mesure vous arriverez à sentir la contraction, et surtout à bien isoler la contraction du périnée uniquement. Alors vous pouvez l'entrainer en faisant des séries de contractions de 4x15 répétitions. Une fois que vous sentez bien la contraction, vous n'avez plus besoin d'appuyer, et vous pouvez le travailler n'importe quand n'importe où. Vous pouvez alors travailler son gainage, l'objectif peut être de maintenir la contraction 30 secondes. Au début vous sentirez que la contraction semble défaillir dès les cinq premières secondes. Prenez l'habitude de le travailler régulièrement, et vous progresserez vite. Ainsi, vous observerez peut-être une amélioration pour des lombalgies chroniques, votre posture ou vos performances sportives.

Les fuites urinaires chez les sportives est un trouble très courant et malheureusement tabou. Certaines morphologies semblent favoriser ces problématiques, lorsque certaines femmes ne semblent pas solliciter naturellement le périnée dans leurs mouvements avec charge. Avec le temps, il semble s'installer un déséquilibre de force entre les abdominaux profonds, les muscles fessiers et des hanches et le périnée qui est en retard. Il leur faut absolument renforcer le périnée pour équilibrer les forces appliquées sur le bassin.

Le traitement interne

Juridiquement, les traitements par voie interne sont interdits aux ostéopathes, de même pour les masseurs-kinésithérapeutes. Cette pratique ne fait pas partie des actes qui leur sont règlementairement autorisés (voir arrêté du 6 janvier 1962 : « liste des actes médicaux ne pouvant être pratiqués que par des médecins »). Cependant, les kinés semblent en pratique exonérés par les ordonnances médicales, bien qu'il n'y ait pas de loi écrite leur accordant ce droit.

L'origine de cette décision juridique est un moyen de prévenir de potentielles dérives. D'un point de vue thérapeutique, c'est un manque qui peut faire défaut pour une part de la patientèle. 99,9% du temps il n'y a aucunement besoin d'approche interne pour traiter les problématiques du bassin. Même les problématiques de coccyx peuvent le plus souvent être traitées par abord externe. Cependant, dans des cas bien précis, de tels traitements pourraient être véritablement salvateurs. Je pense par exemple aux femmes présentant des lésions d'endométriose. Si des lésions se trouvent localisées au niveau de la paroi vaginale, elles provoquent des douleurs à la pénétration pendant les rapports (symptôme nommé « dyspareunie »). Parfois, au cabinet durant certaines consultations, nous pouvons ressentir une limite dans notre prise en charge : des Attractions Tissulaires plongeant vers le petit bassin, résistant aux traitements de l'environnement externe : périnée, branches ischio-pubiennes, pubis... Dans ces cas-là, la seule possibilité est la réorientation chez une sage-femme ou un gynécologue, habilités à pratiquer des traitements internes. Malheureusement, leur approche consiste surtout à masser le périnée ne connaissant pas les outils ostéopathiques, là où il serait très intéressant de traiter en tissulaire les lésions d'endométriose endovaginales. Personnellement, j'ai pratiqué de cette manière sur des proches souffrant d'endométriose, et les résultats ont chaque fois été au rendez-vous. Certains confrères et consœurs (surtout des consœurs) pratiquent l'abord interne en cabinet malgré les risques juridiques (bien sûr avec consentement éclairé des patientes). Ils rapportent des résultats très impressionnants. Pour les dyspareunies, vaginisme et autres problématiques de la sphère gynécologique, mais aussi sur d'autres douleurs : problèmes digestifs, lombalgies, tensions dans l'environnement du bassin, posture…

Les lésions d'endométriose se ressentent comme des pastilles rugueuses, granuleuses le long de la muqueuse vaginale normalement lisse lorsqu'elle est saine. La patiente rapporte une gêne à la palpation. En effectuant un traitement tissulaire, en récupérant de la perfusion de ces tissus, le toucher reprend un aspect plus lisse et surtout moins sensible pour la patiente (après la reprise de MRT). On peut également sentir des portions de muqueuse fibrosée, ou des tensions musculaires, des potentielles séquelles d'accouchements difficiles, accessibles seulement en intravaginal. J'espère que la législation évoluera dans le futur afin de faciliter l'accès à ces traitements aux femmes qui en ont besoin, tout en posant un cadre bien défini afin d'éviter toute forme de dérive. Il faudrait également se pencher sur les détails de l'aspect juridique afin de savoir si une ordonnance générée par un médecin pourrait permettre à un ostéopathe de pratiquer en toute légalité sur des pathologies spécifiques.

Chapitre 2 : Implications psychologiques :

Nous avons insisté sur le lien entre l'état d'esprit et le corps. Ici, nous parlerons plutôt de ce que l'application des concepts amène comme richesse de discussions et réflexions.

Les tabous

L'ostéopathe se confronte souvent à des tabous sociaux, mais il peut rapidement rassurer en expliquant de façon simple et rationnelle ce qui est parfois perçu comme honteux. Beaucoup de patients viennent s'attendant à une simple séance de manipulations. Ils sont souvent surpris de voir que nous nous intéressons sincèrement à leur histoire. En posant les bonnes questions, nous ouvrons parfois un espace d'échange où les patients peuvent parler de sujets qu'ils n'ont jamais osé partager, ouvrant la porte à des sujets sensibles et culturellement tabous. Etant une personne neutre, dénué de toute forme de jugement, chacun peut trouver au sein d'un cabinet conseils, réconfort et apaisement.

La nudité

Dans notre société, le corps est souvent réduit à un objet de désir, sexualisé dans les films, la publicité, et sur les réseaux sociaux. Le puritanisme occidental, en dissimulant et sacralisant la nudité, paradoxalement ne fait qu'amplifier ce phénomène. La nudité devient ainsi synonyme d'intimité ou de trivialité.

En tant qu'ostéopathe, notre regard sur le corps se transforme dès les premières leçons de pratique. Nous observons, touchons, et manipulons pour comprendre, guidés par une curiosité analytique. Sous nos mains, l'anatomie se révèle, chaque détail prend un sens. Nous sommes loin des préoccupations esthétiques superficielles, des courbes, de l'épilation ou des idéaux de beauté. J'aimerais parfois prêter cette vision aux patients qui, gênés, s'excusent de l'apparence de leur corps. Les cicatrices, les vergetures, les formes singulières, les poils, sont les marques mêmes de la vie et de l'individualité. C'est cette histoire propre à chacun qui fait la véritable beauté noble d'un corps.

Même ceux qui incarnent pleinement les standards de beauté traditionnels peuvent être sujets aux complexes. L'amour de soi ne réside pas dans l'ego, mais dans le renoncement au jugement. Ce n'est pas en souhaitant effacer chaque imperfection que l'on trouve la paix, mais en apprenant à se libérer du regard sévère que l'on porte sur nous-même. S'aimer, c'est cesser de se condamner intérieurement, arrêter de focaliser notre attention sur nos supposés défauts, et de se sentir coupable de ne pas correspondre à un idéal. Ne vous excusez jamais pour votre apparence. Cela reviendrait à s'excuser d'exister. Encore moins chez l'ostéopathe dont le rôle est d'aider. De par ce rôle endossé, toute propension au jugement s'efface. Si vous préférez garder une partie de votre corps couverte, nous respectons évidemment votre pudeur, même si cela peut légèrement réduire la précision de nos perceptions. Il est préférable de vous laisser à l'aise, même si cela rallonge notre bilan et nos traitements, que de vous sentir tendu et mal à l'aise. Si l'idée de vous mettre en sous-vêtements vous freine pour consulter, venez habillé de vêtements fins et amples, vous n'êtes aucunement obligé de vous déshabiller. Je rêve vraiment d'un monde où le corps est perçu pour ce qu'il est : une merveilleuse machine, pas un simple objet décoratif ou une source de honte. Où la nudité pourrait exister sans être systématiquement associée à la sexualité. Le fait de cacher le corps, cette vision puritaine de la sexualité engendrent une relation malsaine avec lui. Au cours de notre Histoire, le corps et la sexualité ont été associés à la honte et à la culpabilité. Malheureusement, le changement ne viendra pas de la société elle-même, mais par les individus. En espérant que ces réflexions en sera contributeur à sa modeste échelle.

Chapitre 3 : Mode de vie :

Plus je poussais mes réflexions dans toutes les directions avec comme point de départ les concepts ostéopathiques, plus je trouvais de nouveaux sujets à développer. Souvent, des sujets admis comme la norme sont remis en question. Les repères de ce qui est « normal » changent.

La pilule contraceptive

Si vous avez bien compris notre vision de l'humain, vous devez déjà deviner notre avis sur la question. Nous savons qu'un apport externe d'hormones induit des effets dits « cascades » du système endocrinien (donc le système hormonal) et sans doute sur d'autres systèmes mais nous ne pouvons que supposer (manque de connaissances scientifiques à ce jour des effets multiples et complexes des modifications endocrines). Nous savons que se supplémenter en testostérone est très mauvais pour la santé des hommes. Mais nous faisons pareil pour les femmes, cette fois sans trop s'inquiéter. Les réactions sont loin d'être parfaitement connues, les effets variant fortement selon les dosages, et surtout selon les femmes. En sachant qu'aujourd'hui, beaucoup de femmes la prennent dès la puberté et souvent pendant dix ans, parfois en fumant dans le même temps, cela est inquiétant pour la santé générale des femmes. Toutefois, n'étant ni médecins et encore moins endocrinologues, nous n'avons pas autorité pour crier à l'urgence. Mais il est important que les femmes soient bien informées afin de prendre leur décision en toute clairvoyance car ce n'est pas anodin. En ostéopathie, les dysfonctions de la région utérine sont très fréquentes, et statistiquement plus souvent présentes chez les femmes sous contraception. Il est difficile d'en mesurer pleinement l'influence, mais c'est ce que nous percevons. J'admets que c'est aujourd'hui un confort, et qui sommes-nous pour dire ce qu'il faut faire.

Tout de même, poussons l'idée pour voir où cela nous mène. Si nous cherchons une population qui s'y connaît en termes d'apport externe d'hormones, c'est bien les athlètes dopés. Quand on parle de dopage, on a tendance à tout mettre dans le même panier et à s'arrêter au jugement d'immoralité et de dangerosité. Et justement, on sait la dangerosité d'apport externe d'hormones dans ce cadre-là, mais la différence n'est pas si grande avec la pilule contraceptive quand on y pense. Que se passe-t-il quand on apporte une hormone extérieure à notre corps ? Et bien celui-ci arrête naturellement de produire cette hormone. Sur le long terme, les organes générateurs de ces hormones vont petit à petit s'atrophier. Les athlètes dopés, afin de minimiser un tel impact sur leur santé, fonctionnent donc par cycles. C'est-à-dire qu'ils alternent les périodes avec hormones externes et sans. Ceci afin de permettre au corps de relancer sa propre production, afin d'éviter l'impact trop néfaste sur les organes endocriniens (thyroïdes, surrénales, ovaires, testicules hypothalamus etc...). Pourquoi ne pas faire le même protocole pour les femmes avec la pilule contraceptive ? On peut se questionner sur l'effet des pilules vu le nombre effarant de cancers du sein (une femme sur dix), des kystes aux ovaires, d'endométriose etc... Bien sûr que d'autres facteurs entrent en jeu (nourriture, environnement, pollution, génétique...) mais la philosophie ostéopathique nous invite à imposer le moins possible au corps de tels perturbateurs.

Le soutien-gorge

D'un point de vue scientifique, il favoriserait potentiellement les kystes aux seins (études en cours), et induisent une perte de tonicité des tissus de soutien de la poitrine (avéré). Mais en tant qu'ostéopathes, nous observons des problématiques propres à notre échelle de perception : Il faut savoir que l'armature du soutien-gorge appuie précisément au niveau des côtes où s'insère le diaphragme (muscle de la respiration). Celui-ci perd alors en amplitude. Toutes les femmes ressentent ce soulagement d'enlever un soutien-gorge en fin de journée. Elles respirent mieux, libérées de l'appui continu qui contraint leur thorax. Cela devient un problème en raison du côté persistant et répétitif d'une telle pression. Cela favorise les contractures du dos (souvent entre et autour des omoplates), voire favorise les malaises et les crises de panique en aggravant la sensation de manque d'air. Nous observons très souvent des blocages de ces côtes, un diaphragme en tension, et même des remaniements osseux le long des côtes (vous pouvez sentir des creux et des bosses le long des côtes où appuie l'armature). D'ailleurs, il est parfois très difficile de traiter correctement un thorax avec un tel appui. Celui-ci parasite nos sensations avec cette compression qui cache certaines attractions tissulaires et en crée de fausses (c'est pourquoi dans certains cas précis votre ostéopathe peut potentiellement vous demander de l'enlever, quitte à mettre un t-shirt afin de préserver toute pudeur). En bref, les soutiens gorges sont culturellement les descendants des corsets : inutiles (pour la plupart des femmes), mauvais pour le corps sur plusieurs plans, symbole de la contrainte encore exercée sur les femmes dans notre culture soi-disant moderne.

Les semelles orthopédiques

Pour nous, tout dépend du pourquoi. Les semelles sont un traitement qu'on peut qualifier de « palliatif ». C'est-à-dire qu'elles peuvent soulager un symptôme, mais ne traitent pas la cause. Cela peut être intéressant pour les patients sujets aux « malformations » comme des pieds plats de naissance par exemple. Néanmoins, pour les adaptations de postures, l'utilisation de semelles peut être utile de manière ponctuelle, en parallèle d'un suivi ostéopathique qui cherchera à traiter les dysfonctions liées à la posture, et/ou à la kinésithérapie, qui vous fera travailler les appuis. La fameuse « jambe plus courte que l'autre » est bien souvent une information totalement fausse. On observe très régulièrement un décalage du bassin car il s'adapte seulement aux appuis, constamment en travail d'adaptation des membres inférieurs. Donc rien à voir avec une différence de longueur, en tout cas la plupart du temps. Pour un début d'affaissement de voute plantaire, je trouve plus intéressant de faire des séances de kiné pour renforcer la voute en travaillant les appuis, traiter en ostéopathie de potentiels blocages de la cheville induisant un appui pernicieux, plutôt que des semelles qui viendront la soutenir, corriger l'axe du genou et en effacer la douleur par exemple, mais n'apportera pas de changement de cette organisation problématique dans le fond. Lorsque les semelles deviennent obsolètes car les appuis ont changé (d'autant plus avec des traitements ostéopathiques), elles peuvent devenir plus néfastes qu'autre chose. C'est pourquoi il est important de ne pas oublier de retourner voir son podologue régulièrement si vous portez des semelles afin qu'il les ajuste en fonction.

Le gluten

Au cabinet, nous observons très souvent des dysfonctions de l'appareil digestif. Une des origines aisément solvables est le gluten. Le gluten est une protéine présente dans le blé. Le blé d'aujourd'hui, sélectionné sur des générations, riche en OGM, contient un gluten extrêmement élastique. Cette élasticité rend la digestion de cette protéine très lente. Si vous mangez du pain, des pâtes, des gâteaux à base de farine de blé un petit peu chaque jour, le gluten s'accumule dans le système digestif. Il n'a pas le temps d'être complètement digéré, et c'est cette accumulation sur le long terme qui finit par provoquer une inflammation sourde au niveau de l'intestin grêle et/ou du colon. Si cette inflammation persiste, les racines ligamentaires à leur tour peuvent s'inflammer, ce qui réduit leur élasticité. Cela peut induire des lombalgies chroniques, mais aussi des douleurs menstruelles (l'inflammation peut toucher l'utérus accolé aux intestins). La bonne nouvelle, c'est qu'il suffit d'arrêter totalement l'apport en gluten pendant quelques semaines pour laisser l'organisme s'en débarrasser. Une fois détoxifié, il est possible d'en manger à nouveau, sans effet négatif. Ce n'est pas forcément un problème d'allergie ou d'intolérance, mais le cumul sur le long terme.

Après une séance d'ostéopathie

Certains préconisent 3 jours sans sport, d'autres ne disent rien, d'autres encore 24h. Quels sont les risques ? Et bien en fait, il est important de savoir que vous ne gâcherez pas vraiment le traitement en faisant une séance de sport même juste après une consultation. Par contre, vous risquez un bon blocage musculaire. C'est plutôt logique quand on y pense. En sortant d'une consultation, votre corps est en plein processus d'auto guérison. C'est lui qui va faire le vrai travail. Donc si vous demandez à votre corps de bouger de manière brusque, avec des tensions musculaires fortes sur une organisation en plein changement, il va tout bloquer. Histoire de dire « laisse-moi travailler tranquillement ce n'est pas le moment ». Un bon lumbago ou un torticolis par exemple. Si vous revoyez votre ostéopathe le lendemain suite à une telle bêtise, il ne trouvera aucune dysfonction précise au bilan. Le travail de votre corps sera encore en cours. Il trouvera seulement des contractures difficiles à détendre, qui passeront d'elles-mêmes de toute manière. Globalement, vous pouvez pratiquer une activité physique le lendemain d'une consultation sans grand risque. Seulement, vous aurez probablement encore quelques douleurs, car les effets du traitement procèdent sur plusieurs jours, voire parfois quelques semaines. C'est pourquoi certains préconisent de rester tranquille trois jours, comme cela le patient ressent véritablement une différence avant/après consultation.

Une exception peut être avancée. Au cours d'une compétition par exemple, en cas de douleur bénigne, l'ostéopathe ne vous fera pas vraiment une séance habituelle. Il s'adaptera afin de ne pas trop impacter l'équilibre de votre corps pour qu'il reste performant le reste de la compétition. L'approche sera potentiellement plus mécanique, plus axée sur le symptôme pour soulager un problème momentanément afin de permettre la pratique sportive dans les meilleures conditions.

Suite à une consultation, il est bien sûr possible que le patient ressente encore de la douleur et ait l'impression que rien n'a changé. C'est pourquoi il est important de s'appuyer sur des repères objectifs, afin d'adapter notre prise en charge. Il n'est pas rare que des patients me disent que leur douleur est restée la même, et pourtant, en les interrogeant, on découvre qu'ils ont repris une activité sportive autrefois impossible en raison de cette douleur, que celle-ci survient bien moins fréquemment et que son intensité a diminué. Mais en restant focalisés sur l'inconfort présente, on en oublie parfois ce qu'elle a pu être dans le passé. On retrouve ici le souci de notre rapport au temps. On a du mal à prendre du recul pour élargir la perception aux moyen et long terme. Il arrive qu'un patient nous réponde lors d'un suivi que la douleur est « passée toute seule ». La douleur durait depuis des années, rien n'a changé dans la vie du patient à part la consultation d'ostéopathie, la douleur a disparu une à deux semaines après mais oui, disons qu'elle est « partie toute seule ». Certains patients ont parfois du mal à croire que c'est l'ostéopathie qui a réglé leur problème, surtout quand on traite exclusivement en tissulaire. Cela n'est pas un souci pour nous, tant que le patient va mieux et que notre bilan ostéo évolue en mieux, c'est le principal.

La connexion à son corps

L'écoute de son propre corps peut prendre bien des niveaux de complexité et de profondeur. Nous avons parlé de la possibilité de deviner si une douleur nous semble anodine, ou si elle appelle une prise en charge. Malheureusement, la plupart des gens ne ressentent de leur corps que le signal de la douleur. Vous savez maintenant que la santé n'est pas simplement l'absence de symptôme. Apprendre à écouter son corps est un travail très intéressant. On peut apprendre à sentir des légères tensions internes sans douleur, de subtiles oppressions, voire des mouvements internes. Les personnes sensibles à ces choses ont beaucoup de sensations pendant les traitements tissulaires : Elles disent ressentir leurs organes bouger en profondeur, leur bassin travailler alors que nos mains travaillent sur leur cheville, ou l'impression que nos mains « fusionnent » avec leur corps. Là où beaucoup de personnes n'auront l'impression de ne « rien sentir » car celles-ci s'attendent à sentir de la douleur ou rien. Ne pas écouter son corps, c'est risquer de laisser s'installer des problèmes susceptibles de s'aggraver. On attend souvent qu'il soit « trop tard » pour consulter. On veut parfois imposer à notre corps des contraintes infinies en pensant qu'il suivra de bon cœur. Mais ce n'est pas une machine que nous pouvons pousser à la rupture puis en changer. Si nous voulons bien écouter les inconforts, la fatigue, les petites gênes inhérentes à notre quotidien, nous apprenons à nous connaitre et à savoir quand nous pouvons bouger pour aider, consulter ou nous reposer. Associé à votre attention sur votre état psychologique et émotionnel nouvellement acquise, vous pouvez maitriser votre santé globale avec bien plus de conscience.

Le vieillissement et le sport

Par ailleurs, en parlant de prendre soin de son corps, il y a certaines croyances vis-à-vis du vieillissement. La plupart du temps, les personnes âgées arrêtent progressivement les efforts intenses. Pas forcément par pathologie ou difficulté, mais par croyance « ce n'est plus de mon âge ». Mais c'est un cercle vicieux. Moins on en fait, pire ce sera, cela favorise l'ostéoporose, l'arthrose, les maladies cardio-vasculaires, même les cancers. Faites des activités physiques avec intensité élevée autant que vous le pouvez, et de manière adaptée à vos compétences. Sollicitez vos articulations dans le plus d'amplitudes possibles. Bien sûr que vous ne ferez pas du sprint si vous n'en avez pas fait depuis des années. Mais les coachs bien formés sauront vous amener à des efforts d'intensité variée, solliciter vos muscles de manière sécurisée et didactique, même sur un terrain de hernies, ou d'arthrose. Surtout avec ce type de problématiques d'ailleurs.

Imageries et diagnostics

Si vous avez mal au dos et qu'il y a une hernie à l'imagerie, le lien entre les deux semble évident. Cependant, il est important de savoir que beaucoup de personnes saines présentent des hernies et de l'arthrose sans symptôme. En cas de douleurs, l'imagerie peut les révéler, mais ce ne sont pas forcément la cause des douleurs en vérité. Il faut aussi savoir que les hernies peuvent se résorber d'elles-mêmes, tout comme les kystes. Elles évoluent en fonction des contraintes et des forces qui se jouent dans leur environnement. En ostéopathie nous ne travaillerons pas sur ces problématiques directement, mais encore une fois sur l'environnement qui induit des rapports de forces déséquilibrés.

C'est ce que nous appelons les « diagnostics faciles ». Vous avez mal au dos, l'imagerie révèle une légère anormalité, le lien est automatique. Parfois vous avez très mal mais les imageries ne révèlent rien de particulier. Mais ce n'est pas parce qu'il n'y a rien à l'imagerie, que vous n'avez rien, ou que « c'est dans la tête ». L'imagerie ne teste pas la qualité de mouvement des tissus, leur qualité de vie en général. Elle révèle seulement les atteintes plus ou moins graves (déplacement, déchirure, inflammation etc…). Nous pouvons néanmoins y observer les tendances « désaxées » de certains volumes à la radio comme un bassin « décalé », ou une colonne vertébrale « déformée ». Ceci montre la tendance des structures osseuses du corps à suivre les dysfonctions internes, et ne montre que très rarement de manière visible une véritable dysfonction tissulaire sous-jacente sauf en cas de problème majeur. Aussi, c'est une idée erronée de croire que nous devons être parfaitement droits et symétriques. Anatomiquement, c'est impossible d'être totalement symétrique : le cœur est à gauche, le foie à droite, l'anatomie ne l'est pas… Ce qui est important, c'est la capacité de bien bouger, de bien répartir les contraintes, de bien vivre.

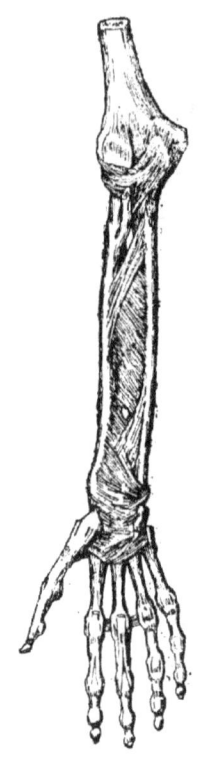

Partie 7 : Remboursements des consultations et tarifs

Le prix des consultations ostéopathiques varie souvent entre les thérapeutes. Chacun a le droit de choisir son propre tarif. L'évaluer est toujours difficile car cela se base sur beaucoup de facteurs. Le premier est le prix que les ostéopathes localisés aux alentours pratiquent déjà. Ceci changera bien sûr entre les villages et les grandes villes. Certains chercheront à appliquer un tarif plus abordable pour attirer la patientèle, cependant, ceci peut dévaluer la pratique. La perception de la valeur de votre travail par vos patients est souvent influencée par le tarif de vos consultations. Une consultation à 10 € sera perçue différemment d'une à 100 €, ce qui peut affecter l'implication des patients et leur adhésion à vos conseils. C'est pourquoi il est déconseillé de pratiquer des tarifs trop bas, car cela peut nuire à votre crédibilité en tant que praticien et, par extension, à celle de la profession dans son ensemble. Il ne faut pas oublier qu'un traitement ostéopathique est le fruit de cinq années d'études rigoureuses et d'une expertise clinique approfondie. D'un autre côté, nous accordons une grande importance à l'accessibilité aux soins, il est important de maintenir des tarifs raisonnables, sans pour autant les aligner sur des standards purement commerciaux. Certains, au contraire, semblent penser que le prix des consultations est trop élevé. Cela vient probablement de notre habitude d'assez peu payer nos soins médicaux. Les médecins sont bien remboursés, beaucoup de médicaments également. La population française n'a pas l'habitude d'investir dans sa propre santé. Elle a davantage coutume de payer 150€ pour une coiffure, des vêtements, ou un massage, plutôt que pour sa santé.

Parfois, des patients nous disent qu'il est bien dommage que la sécurité sociale ne rembourse pas les consultations d'ostéopathie. Pensant que c'est un gage de reconnaissance, ou bien seulement par souci financier. Déjà, seuls les actes médicaux ou d'auxiliaires médicaux sont remboursés. Nous ne sommes pas médecins, et nous ne voulons pas être auxiliaires médicaux. Nous sommes heureux de notre position de « consultant de premier ordre »[30]. Notre reconnaissance juridique est excellente et elle nous assure notre indépendance. Si notre profession venait à être remboursée par la sécurité sociale, comment la rémunération fonctionnerait-elle ? Pour les autres thérapeutes, cela se calcule à l'acte thérapeutique. Ceci n'est pas possible en ostéopathie, puisque nous ne pratiquons pas d'actes prédéfinis. Un potentiel remboursement par la sécurité sociale encouragerait, encore une fois, une ostéopathie aux traitements structurels prédéfinis par le symptôme. Cela tuerait la pratique ostéopathique tissulaire. De mon humble point de vue, je pense que c'est cela qui a grandement nui à la médecine et aux kinésithérapeutes. Etant payés à l'acte, une grande partie de ces

---

[30] Juridiquement, c'est l'article 75 des décrets de 2007 permet aux patients de consulter en « première intention » un ostéopathe, c'est-à-dire sans passer par un médecin au préalable.

praticiens se trouve contrainte à enchainer les consultations. Ecouter le patient et lui expliquer les diagnostics et les traitements ne sont pas considérés comme des actes. Transposez cela aux ostéopathes et nous perdrons toute notre qualité de médecine humaniste et holistique.

De plus en plus de mutuelles remboursent les consultations d'ostéopathie et nous savons pourquoi. Une étude d'économistes d'Asterès en 2019[31] a estimé le bilan économique de l'ostéopathie sur seulement 2 pathologies : lombalgies et cervicalgies (douleurs au bas du dos et aux cervicales). Résultat, le rétablissement étant plus rapide avec un suivi ostéopathique, le gain est de 67 Millions d'euros par an. L'Assurance Maladie et les entreprises y gagnent le plus car les patients prennent moins de temps en arrêt maladie, prennent moins de traitements couteux pour la Sécurité Sociale ou les mutuelles elles-mêmes. C'est donc rentable pour une mutuelle d'investir dans l'ostéopathie afin d'éviter de payer des soins médicaux très onéreux.

La durée d'une consultation dure entre 30min et 1h selon le praticien, et aussi selon le patient. Cela varie en fonction du temps passé à l'anamnèse (interrogatoire), au bilan et au traitement. En termes d'efficacité, une consultation de trente minutes peut bien

---

[31] Nicolas Bouzou, Charles-Antoine Schwerer, Pierre Bentata (2019). *L'ostéopathie en France : Un bilan économique positif.* Asterès.

sûr être beaucoup plus efficace qu'une consultation d'une heure. On peut traiter une problématique considérée « lourde » en 10 minutes, ou prendre 45 minutes à traiter une petite dysfonction récalcitrante. Le temps de traitement semble défini par plusieurs facteurs comme l'importance du problème et sa complexité organisationnelle, le potentiel d'auto guérison du patient (influencé semble-t-il par les facteurs déjà évoqués : fatigue, stress, génétique, activité physique…) la précision du bilan et du traitement de l'ostéopathe.

L'ostéopathie présente un savoir-faire qui permet traiter une problématique en 10 minutes, que d'autres seraient incapables de traiter même s'ils avaient des années pour se pencher sur le problème. Certaines consultations changent des vies et même payer 1000€ aurait du sens au vue de leur impact sur l'état de santé global d'un patient. Un bon exemple peut être présenté avec les nourrissons. Les traitements sont presque toujours très rapides par rapport aux adultes. Les traitements sont très simples, très courts, mais l'impact peut être très puissant. Traiter certaines dysfonctions leur évite des problématiques pour le restant de leur vie (vous trouverez des exemples précis dans la Partie 8). D'un autre côté, faire payer 60€ nous semble parfois trop élevé à la vue du peu de choses à faire ou aux moyens limités de certains patients. En conclusion, il est essentiel de définir un prix fixe qui reste accessible à tous, tout en respectant la valeur de la prestation.

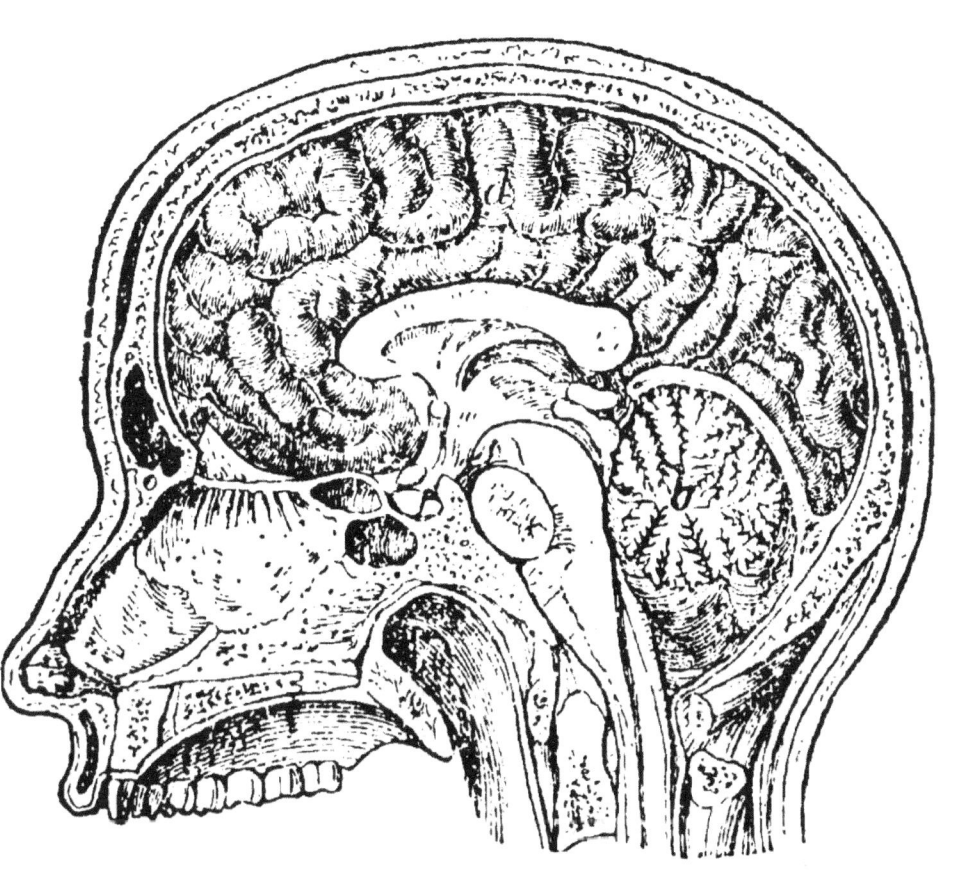

Partie 8 : Cas cliniques

Maintenant que nous avons vu les principes, les tenants et aboutissants de la pratique ostéopathique, je vais vous présenter quelques cas cliniques afin d'illustrer tout ceci. Cela vous permettra d'assimiler encore mieux certaines informations.

<u>Cas clinique</u> : Commençons avec Mme Bogarage, patiente de 26 ans qui consulte pour des lombalgies. Le diagnostic de « lombalgie » a été posé par un médecin. En fait, lombalgie n'est pas véritablement un diagnostic, cela veut seulement dire « douleur aux lombaires », et ne dit rien sur son origine (comme tout mot finissant par « algie », il ne s'agit pas à proprement parler d'un diagnostic, mais seulement du mot médical pour « douleur »). Les imageries n'ont rien révélé de particulier, et on a fini par lui dire que c'était « dans la tête ». Ces maux de dos datent de la puberté, et semblent empirer pendant des périodes de stress, mais aussi pendant les périodes de menstruations. Une amie lui a dit de venir me voir, et c'est pour cela qu'elle est là, sans trop savoir ce que je pourrais y faire étant donné qu'il n'y a « rien » aux examens médicaux.

L'observation présente une posture avec une hyperlordose lombaire (cambrure marquée au niveau du bas du dos), et des appuis en inversion (les pieds « rentrés » avec des membres inférieurs légèrement arqués). À la palpation (je vous épargne le bilan global afin de faciliter la lecture, mais j'effectue évidemment un bilan complet), je trouve notamment un sacrum (l'os du bassin situé entre les lombaires et le coccyx) très figé. Même si le sacrum est fait de vertèbres soudées, il n'est donc pas mobile à proprement parler, mais il doit être *compliant*. Lorsque je le mobilise, je sens qu'il n'accepte aucunement d'être amené dans aucun axe. Ni en rotation, ni en inclinaison. Lors de tests plus précis, j'en viens à trouver une forte perte d'extensibilité des deux ligaments utérosacrés. Ces ligaments s'insèrent à l'arrière de l'utérus, pour s'accrocher en avant du sacrum. Lorsque j'appuie sur l'utérus, détendant ces ligaments, le sacrum retrouve instantanément sa compliance (pour une bonne vision je vous invite à observer le schéma page 132). Ainsi, il bouge correctement si nous détendons les ligaments utérosacrés. De plus, les muscles para vertébraux lombaires sont tendus, et les dernières lombaires bougent peu. La douleur de la patiente se trouve d'ailleurs très exactement là. Entre la dernière lombaire et le sacrum, espace nommé L5-S1. Le pubis est également en perte de mobilité, et le périnée semble très tendu, avec un coccyx très en « crochet », donc très vers l'avant au lieu de suivre la courbure du sacrum.

Voici donc mon analyse : la dysfonction la plus importante ici est la perte d'extensibilité des ligaments utérosacrés. Cette tension fige le sacrum, induisant une tension musculaire lombaire et des contraintes sur L5-S1. De plus, le périnée semble compenser la force d'attraction vers le haut et l'avant du sacrum, ce qui explique qu'il est très tendu également.

Connaissant l'importance de cette force d'attraction sur le sacrum, mais aussi de l'utérus, je pose plus de questions. Il s'avère que Mme Bogarage présente des douleurs de règles, mais on lui a toujours dit que c'était normal. Elle présente par ailleurs des douleurs pendant les rapports (dyspareunies). Ces douleurs ne sont pas systématiques, mais plutôt en fonction d'une position précise révélatrice d'un utérus dit « rétroversé ». L'utérus étant dans une position vers l'arrière, ceci produit un angle avec le vagin pouvant induire des douleurs dans des positions spécifiques.

Les fragments du puzzle sont maintenant assemblés. Sachant tout cela, iriez-vous en premier lieu faire « craquer » L5-S1 en perte de mobilité ? Masser les muscles du bas du dos pour détendre les muscles tendus ? Ici on ira en priorité traiter les ligaments utérosacrés car leur perte d'élasticité tracte le sacrum, le figeant et provoquant les douleurs du dos, mais aussi peut être de l'utérus. Ces ligaments tractent l'utérus vers l'arrière induisant potentiellement des dyspareunies, et même avec un peu de chance les douleurs de règles (je dis avec de la chance car cela voudrait dire que traiter ces ligaments pourrait éventuellement améliorer les douleurs menstruelles). Cela peut expliquer en plus les appuis arqués par le biais des tensions du périnée . Ces problématiques du bassin dateraient alors potentiellement de l'enfance. En effet, de tels appuis apparaissent lorsque nous grandissons avec des contraintes sous-jacentes : des dysfonctions de mouvements du bassin non traitées impacteront la manière dont l'enfant marchera

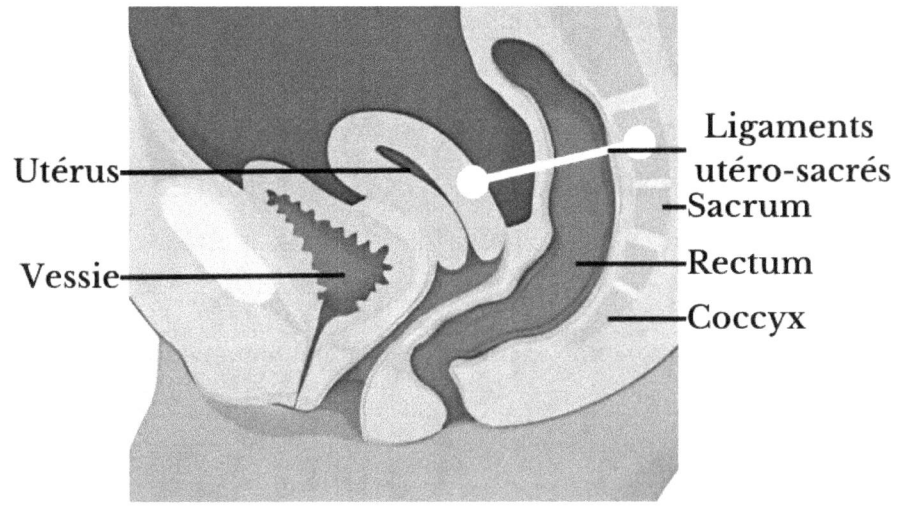

Schéma d'un utérus vue de profil

(ligaments utérosacrés sains)

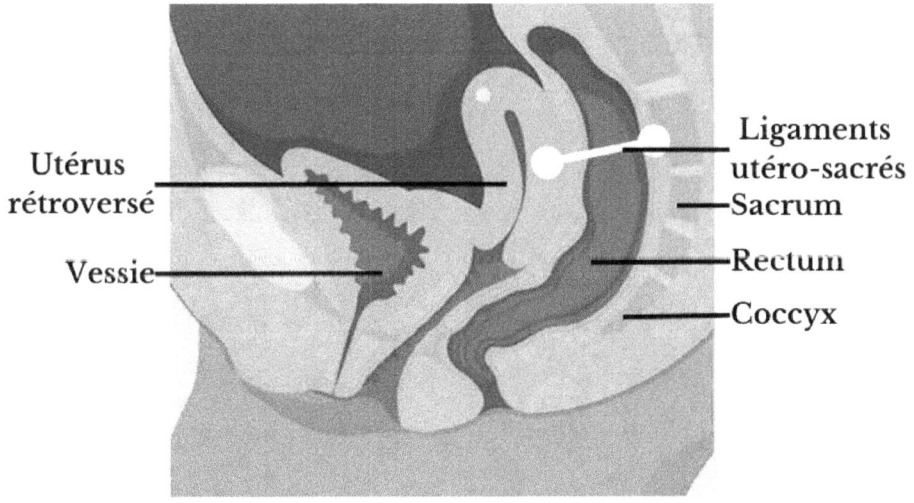

Schéma d'un utérus rétroversé vue de profil (ligaments utérosacrés en perte d'élasticité)

lors de la croissance, ce qui amènera des adaptations plus ou moins marquées.

Le traitement commence donc en fonctionnel, une main sur le volume de l'utérus, une main sur le sacrum, en suivant les attractions tissulaires entre nos deux mains. L'utérus est d'abord tracté vers la profondeur, alors je l'accompagne délicatement jusqu'à la disparition de cette force d'attraction, puis le sacrum en rotation gauche, etc… Le déroulé tissulaire peut être long, mais avec de la patience, nous arrivons à la reprise de MRT du volume utérosacré, et surtout une forte amélioration de l'élasticité des ligaments. Le sacrum bouge beaucoup mieux sur sa partie haute, mais pas sa partie basse. Nous allons donc traiter le périnée (ici en abord externe bien sûr), le coccyx et la symphyse pubienne. Après la séance, la patiente sent en se relevant de la table que son bassin semble mieux bouger. La lombalgie persiste quelques jours puis diminue drastiquement. Je la revois deux semaines plus tard et le bassin n'est pas encore parfait. Les ligaments n'ont plus de problème, mais l'espace sacro-coccygien (articulation coccyx/sacrum) est encore un peu bloqué, et perturbe encore la compliance générale du sacrum ainsi que le périnée. Je traite ces nouvelles problématiques (toujours en externe biensûr).

Suite à cette deuxième séance et après ses règles suivantes, Mme Bogarage me donne des nouvelles par téléphone : elle n'a pas eu de douleur pendant ses règles et elle n'a plus de douleur pendant les rapports, qu'importe la position. Le mal de dos pourtant présent depuis plus de dix ans a disparu totalement.

Cela fait deux ans maintenant, et les douleurs menstruelles, les dyspareunies ainsi que les lombalgies n'ont pas réapparu. La patiente vient tous les 6 mois en consultation, sans douleur. Je traite les dysfonctions qui apparaissent, inhérentes à la vie quotidienne. Grâce à cela, elle demeure sans aucune douleur depuis.

C'est un exemple typique de l'efficacité de l'ostéopathie grâce à sa vision « originale ». Et c'est un cas relativement simple. Il s'agit encore et toujours de voir le corps humain dans son ensemble, sans se limiter aux symptômes ni à un type de tissu isolé. Ici nous avons travaillé aussi bien sur le viscéral que l'articulaire, le ligamentaire et le musculaire. Les imageries ne montrent pas la qualité de vie des tissus, ou de leur capacité de mouvement. Ce n'est pas parce que les imageries ne révèlent rien qu'il n'y a rien. Mais s'il y a symptôme et pas d'explication, c'est une bonne raison pour aller voir un ostéopathe. C'est un bon cas clinique ostéopathique. Bien qu'il soit assez simple à comprendre au bilan, vous comprenez qu'il est difficile d'expliquer avec exactitude l'ensemble d'un bilan en consultation. Les termes anatomiques, les influences, le lexique ostéopathique sont difficiles à vulgariser. Et simplifier porte souvent préjudice à l'exactitude des faits.

<u>Cas clinique</u> : Un enfant que nous nommerons Momo a quelques mois et présente des reflux et des troubles du sommeil. Un bilan sur un enfant, surtout un bébé est assez rapide : nous palpons

délicatement le crâne à la recherche de déformations inhérentes à la naissance (n'oublions pas que nous subissons des contraintes extrêmes, sur des tissus plutôt mous lors de la naissance). Nous testons les sutures crâniennes (celles-ci finiront de s'ossifier vers 8 ans), l'occlusion afin qu'il tète correctement, les freins de langue et labial, et ce que nous appelons la base du crâne (nous en parlerons en détail à la fin du chapitre). Nous recherchons également un potentiel torticolis afin de prévenir une possible plagiocéphalie (tête plate) qui survient lorsque l'enfant reste trop souvent du même côté de la tête lorsqu'il est allongé (problème souvent explicable par la présence d'un torticolis). L'estomac pour les reflux, les intestins pour les coliques, et les membres pour prévenir la croissance à venir. Au bilan, donc, je trouve chez Momo une compression du thorax sur l'estomac pouvant expliquer les reflux. Je découvre également une contracture du muscle élévateur de l'omoplate gauche, gênant les mouvements de la tête. Cette problématique semble commencer à induire un léger met-plat au niveau du crâne à gauche, début de plagiocéphalie, provoquée par la tendance à avoir la tête posée toujours du même côté.

Tout en traitant ces dysfonctions physiques, je demande aux parents s'ils traversent une période de stress, sachant d'expérience que les problèmes de sommeil chez les enfants y trouvent souvent l'origine. Ils expriment leurs difficultés dans leur travail respectif. Je leur demande s'ils ont exprimé l'origine de ce stress à leur enfant. La réponse est « non », parce que ce n'est qu'un bébé et on se dit naturellement qu'ils ne comprennent pas ce genre de choses. Ce qui est vrai seulement en partie. Un enfant, même un nouveau-né est très sensible à son environnement. Il ressent le stress de ses parents instantanément par le son de leur voix qui change, le rythme cardiaque (cf études de Ross A. Thompson sur les effets du stress sur le développement des enfants[32]) et potentiellement d'autres informations que nous ne soupçonnons pas. Il ne comprendra pas les mots que vous lui exprimerez mais il percevra un changement d'état. Ce changement d'état est perçu pour ce qu'il est : un stress. Et un stress est le signe d'une insécurité. Il sera donc difficile pour l'enfant d'accepter la séparation des bras sécurisants, ainsi que de se laisser aller au sommeil tranquillement.

Pour mieux comprendre ce que perçoivent les enfants, prenons un exemple : vous amenez votre enfant chez un médecin ou un ostéopathe ou même un dentiste. L'enfant ne sait pas ce qui l'attend et n'a aucune attente particulière. Si on lui dit « n'aie pas peur » ou « ne t'inquiète pas, je suis là », cela risque de provoquer chez lui de l'appréhension. Il entend les mots « peur » et « inquiétude ». L'inconscient traite la négation dans un second temps, et pour un enfant, le simple fait de lui dire de ne pas avoir peur peut déclencher cette émotion. En lui disant cela, vous lui signifiez qu'il y a peut-être un problème, ce qui augmente les chances qu'il réagisse mal, qu'il ait peur ou qu'il pleure. En revanche, si vous

---

[32] Ross A. Thompson. (2014). *Stress and child déveloment.*

abordez la situation de manière détendue, comme si c'était une action ordinaire, il y a de fortes chances que l'enfant vive bien la situation. C'est comme la rentrée des classes. La peur de la séparation vient toujours en premier lieu des parents. Voyez comme on conditionne tôt nos enfants à avoir peur, à appréhender, et surtout à quel point ils sont sensibles à ce qu'on exprime sans le vouloir. C'est pourquoi on s'enquière souvent de l'état psychologique et émotionnel des parents lorsqu'on nous amène un enfant. Les plus gros stress dans la vie d'un enfant viennent bien sûr le plus souvent de ses parents. Cependant il faut aborder ces problématiques avec tact, car on peut vite culpabiliser en tant que parent lorsqu'on prend conscience de notre influence. L'important est d'avoir une vision rationnelle de ce qu'on peut changer pour évoluer vers le meilleur, sans rejeter la faute sur qui que ce soit.

Pour en revenir à notre sujet, demander aux parents d'exprimer leurs émotions et rassurer l'enfant régulièrement a aidé à corriger les insomnies de Momo, et ce n'est aucunement un cas isolé. Il y a très souvent des résultats impressionnants avant/après communication d'un parent à son enfant, même âgé de quelques semaines. Conjoint au traitement tissulaire, l'efficacité de la prise en charge est au rendez-vous. Bien sûr, un nourrisson ne comprendra pas ce que vous lui expliquez, mais il sentira de l'apaisement dans votre voix, la détente d'une tension physiologique qu'il percevait chez vous, rassurant son besoin d'affect et de sécurité.

Cas clinique : Le petit Harry enfant de 6 ans. Ses parents me l'amènent car il semble présenter des sinusites chroniques. Il a toujours le nez pris. Cela depuis bébé, il faisait déjà des glaires, faisant des allers retours à l'hôpital dès le plus jeune âge pour des insuffisances respiratoires. La naissance a été compliquée, il a buté dans le sacrum de sa mère, et a eu des difficultés à sortir. Concernant l'accouchement, rappelons que la position allongée de la maman, sur le dos, pieds dans les étriers n'est pas très adaptée à la physiologie anatomique des femmes pour accoucher, car cela créé un angle dans la « descente » de l'enfant. De plus, la péridurale fait perdre en sensations, ce qui fait que la maman ne sent pas très bien comment elle pousse. Au lieu de pousser de concert avec les efforts de l'enfant, elle pousse de manière chaotique, désorganisée. Ce qui explique entre autres les forts taux de déchirures, d'utilisations d'instruments comme les spatules, forceps …

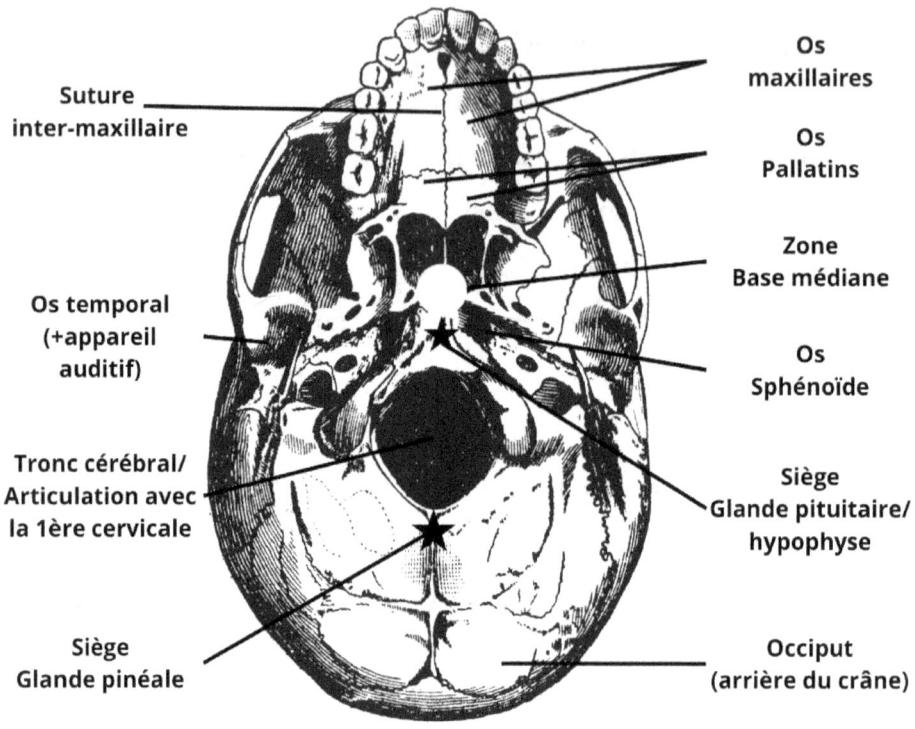

Schéma Base Médiane : crâne coupe transversale vue caudale (vue du bas)

Ce schéma représente le crâne avec une vue du dessous, une coupe réalisée à hauteur juste sous le palais, palais que vous pouvez observer en haut du dessin. Le palais est constitué de quatre os. Les plus importants étant les maxillaires, deux os symétriques où s'insèrent les dents supérieures. Les deux maxillaires sont collés l'un à l'autre, entre lesquels on observe la suture intermaxillaire. Comme toutes les sutures du crâne, elle dispose d'une capacité de compliance : compression/décompression. En mettant nos doigts de part et d'autre de cette suture et en l'étirant vers la décompression, nous sentons s'il y a plus ou moins de résistance. Chez Harry, il y a une forte perte de décompression de cet espace intermaxillaire. En outre, ce que nous nommons base médiane est en forte compression, et en perte de décompression également. Ce schéma vous montre comment nous testons et traitons la base médiane du crâne :

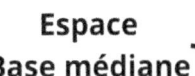

**Espace
Base médiane**

L'index est au centre du palais le long de la suture intermaxillaire, et le pouce à la racine du nez. Ainsi, nous avons entre nos doigts l'ensemble du volume de la face. L'autre main englobe l'occiput, l'os à l'arrière du crâne. En décomprimant entre nos mains, nous testons la décompression de l'espace entre ces deux volumes, en profondeur (zone de l'étoile). Ce qu'il faut savoir, c'est que la base médiane est très riche en termes d'éléments anatomiques. Au cœur de cet espace se trouve la glande pituitaire, dont le rôle est prépondérant dans la gestion du circuit hormonal globale. Elle fait l'interface entre le système neurologique et le système endocrinien (hormonal).

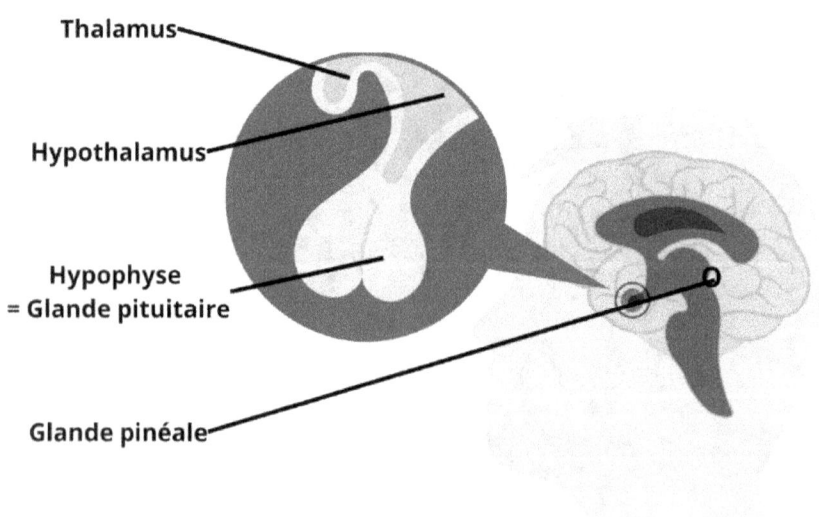

Récapitulons : Le jeune Harry présente une base médiane en forte compression, perte de décompression. Idem pour l'espace intermaxillaire. Cette organisation peut expliquer beaucoup de choses. La compression de la base médiane gêne la croissance naturelle de la face, notamment les maxillaires qui se trouvent tractés en arrière constamment. Ils ont donc des difficultés à se développer, se déployer. Cela donne un palais très fin et creux une fois adulte. Ce qui nécessitera de l'orthodontie, car souvent les dents n'ont pas la place de pousser correctement avec un tel palais. De plus, cet espace comprimé perturbe les sinus, véritables galeries creusées dans les os maxillaires, les rendant plus enclins à s'inflammer à cause des allergènes. Le nez souvent pris, la respiration par le nez devient difficile. L'enfant préfèrera alors respirer par la bouche. Une telle respiration permet encore moins le développement optimal des maxillaires et de la face en général. Il gardera la langue basse à cause de la respiration buccale, potentiel risque pour les apnées du sommeil, présentes ou futures. Respirer par la bouche expose à plus de maladies telles que les pharyngites, laryngites, angines… De telles problématiques peuvent être évitées par un traitement ostéopathique précoce, chez le nourrisson. Une dysfonction de la base du crâne est souvent une séquelle des contraintes extrêmes lors de la naissance. À ma connaissance, cette dysfonction ne peut être dépistée qu'en ostéopathie (comme beaucoup d'autres). Sans traitement, l'enfant présentera des troubles de la respiration nasale, une tendance à tomber malade, une respiration buccale, une posture impactée, et parfois des difficultés à gérer son stress (la glande pituitaire comprimée peut être légèrement gênée dans son fonctionnement et provoquer des désordres hormonaux difficilement mesurables). Le traitement ostéopathique consistera à garder la même prise que celle du test (schéma présenté plus tôt), et dérouler un traitement fonctionnel. Les Attractions Tissulaires sont subtiles, car la zone traitée est en profondeur, donc il nous faut être très délicat, bien concentré. Chez les patients, les résultats post traitement d'une base médiane diffèrent fortement entre les individus. Nous pouvons définitivement résoudre des migraines chroniques chez des adultes qui en souffrent depuis l'enfance, modifier des postures (souvent le centre de gravité est trop vers l'avant dû aux contraintes à l'avant du crâne, potentiel source de tendinites aux tendons d'Achille par exemple), améliorer la respiration nasale, ce qui a des bienfaits multiples sur les allergies, l'immunité, la récupération, le sommeil etc… Il est souvent impossible pour nous de prévoir les effets qui suivrons le relâchement de telles dysfonctions. Chaque dysfonction peut générer des réactions en chaîne qui perturbent des systèmes complexes. Ce n'est qu'une fois le traitement réalisé et quelques semaines passées que nous observons les implications. D'ailleurs, certaines conséquences restent souvent inconscientes. Je rappelle que les traitements ostéopathiques tissulaires n'ont jamais vraiment d'effets secondaires négatifs. Les symptômes peuvent s'aggraver à court terme. Lorsque le corps se réorganise, la douleur peut persister voire empirer, de nouvelles douleurs peuvent apparaitre puis disparaitre. La douleur est une information sur laquelle nous ne pouvons pas nous baser pour déduire de l'évolution d'un corps, même si le but est bien sûr de l'éradiquer *in fine*. Le traitement tissulaire n'est jamais néfaste pour les tissus. Souvent après le traitement d'une base médiane, le patient rapporte se sentir fatigué, presque en état d'ivresse légère, mentalement engourdi. Cette sensation disparait dans les heures qui suivent, certains ont une irrépressible envie de dormir.

Pour le petit Harry il était trop tard pour lui éviter l'orthodontie, mais nous avons pu récupérer une bonne respiration nasale. Ses sinusites ont progressivement diminué jusqu'à disparaitre mais il reste sensible aux villes très polluées et aux périodes à forte présence de pollen dans l'air.

De notre point de vue, il devrait être presque obligatoire de consulter pour son nouveau-né au plus tôt de sa vie (il n'y a pas de date particulière à attendre, il peut être manipulé dès ses premiers jours de vie). Nous pourrions ainsi éviter beaucoup de problématiques.

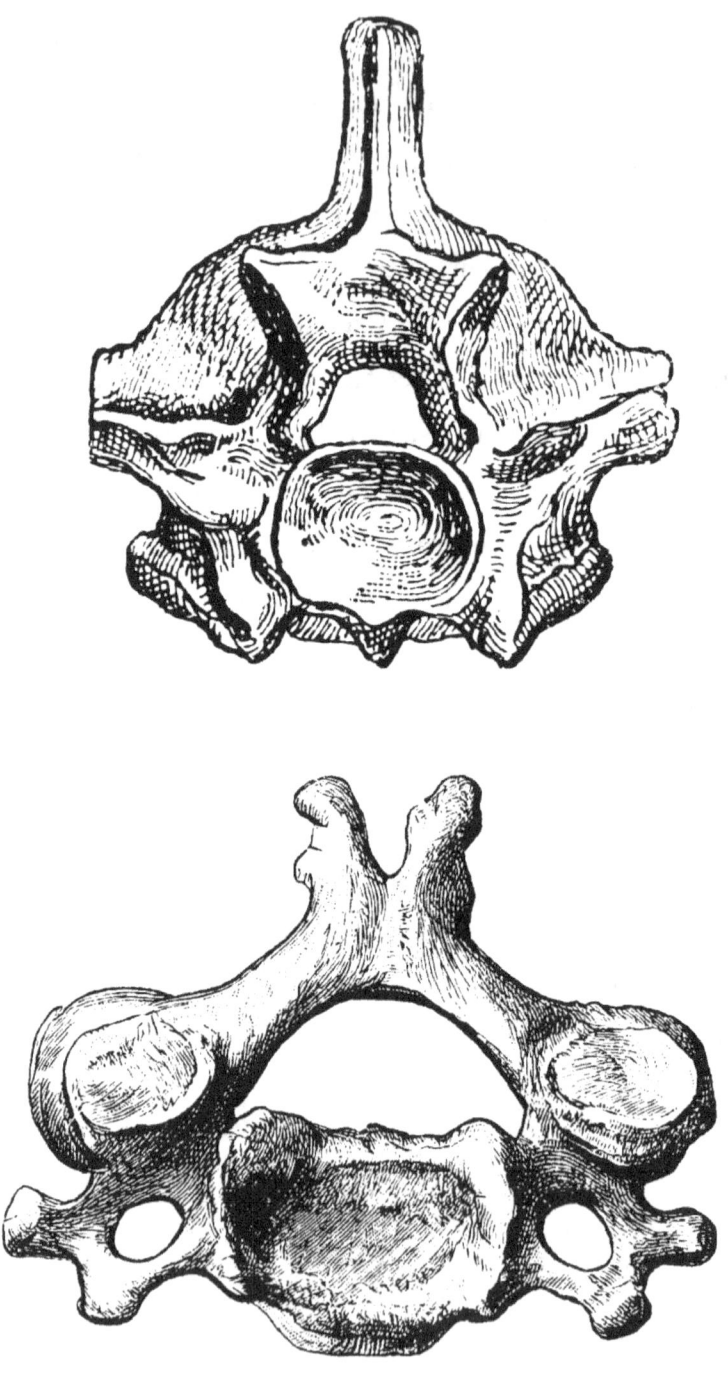

145

Partie 9 : Le *Spiritus*

La subtilité des sensations inhérentes à notre méthode, ainsi que le degré de complexité de l'être humain nous demandent un certain niveau de concentration. Afin d'être le plus précis possible, nous comprenons vite que nous ne pouvons pas travailler en ayant un mental agité, en étant stressé ou émotionnellement à fleur de peau. Il nous faut prendre une certaine posture, physique et mentale. Pour travailler correctement, l'ostéopathe doit avant tout être bien en lui-même. Il travaille à dissiper ses agitations intérieures, afin d'améliorer son état d'*écoute*. Plus nous sommes calmes, « alignés » (défini un état d'équilibre esprit-corps), ancrés, en paix en nous-mêmes, plus il est facile de sentir et comprendre notre patient(e) avec le plus de finesse.

Ce que j'appelle le *spiritus*, c'est le fait de travailler « en conscience ». D'appliquer toute notre attention à l'instant présent. Sans tension inutile comme des pensées désorganisées ou des émotions perturbantes.

Si je suis agité, stressé et instable, ma pratique deviendra forcément beaucoup plus difficile, les sensations deviendront évanescentes. Beaucoup ne sentent pas les AT (Attractions Tissulaires) ou le MRT (Mouvement Respiratoire Tissulaire) parce qu'ils sont dans le contrôle, trop tendus mentalement et physiquement. Deux choix s'offrent à eux : soit ils choisissent de travailler sur eux-mêmes pour dépasser ces problématiques, soit ils choisissent la facilité d'une voie totalement mécanique. Ces traitements mécaniques sont beaucoup moins demandeurs en termes de concentration, d'énergie et d'investissement psychologique.

Petite parenthèse, un ostéopathe peut tout à fait bien travailler en structurel avec le *Spiritus*. S'il est dans le bon état de conscience, il sera forcément un très bon ostéopathe. Si sa recherche est sincère et qu'il respecte les concepts, il ne peut être qu'efficace, même avec une pratique en apparence très mécanique. Sa pratique sera peut-être différente à première vue d'un ostéopathe « tissulaire », mais au fond nous faisons la même chose. Le fonctionnel n'est pas supérieur au structurel, au même titre que l'inverse. Jusqu'ici, quand je disais « mécanique », je désignais le fait de renier la globalité du corps (en travaillant de manière symptomatologique), et la globalité du patient (en oubliant la sphère psycho-émotionnelle), voyant le corps seulement comme une machine. C'est une vision réductrice, qui est plus confortable car le thérapeute n'a pas ce travail à entreprendre, il n'a pas besoin d'être chaque jour, toute la journée, dans le bon état d'esprit. Il a juste à appliquer des techniques sans trop réfléchir. Mais en substance il est tout à fait possible de pratiquer les outils mécaniques comme le structurel, cracking etc… tout en respectant la Globalité du Patient, avec le *Spiritus*.

Si nous sommes dans une tension mentale et émotionnelle, donc, nous sentons moins bien, voire plus du tout. Il arrive à des ostéopathes de ne plus parvenir à sentir le MRT ou les AT pendant des mois pour cause de stress. Quand je parle « d'agitations internes », cela désigne les pensées intrusives inutiles, mais aussi toute forme de petites tensions. Comme les émotions du moment, ou même nos tensions plus profondes, sous-jacentes de notre conscience comme des traumatismes ou tout simplement des anciennes émotions verrouillées. Ce sont toutes ces petites tensions qui parasitent sur plusieurs niveaux, que nous cherchons à dissiper. Apaiser, se concentrer sur la réalité du présent. Arrêter de nourrir ce qui nous perturbe sans raison. Il serait d'ailleurs très hypocrite d'expliquer à nos patients comment travailler sur eux, sans le faire pour nous-mêmes. Comme un pneumologue fumeur, ou un psychologue névrosé.

Et même l'attente d'un résultat, la pression de bien faire s'avère être une tension qui peut perturber notre justesse…

Nous produisons des tensions chaque fois que nous jugeons les événements, les autres ou nous-même. Pour nous, ces tensions obscurcissent nos perceptions. Mais pour nous tous, notre esprit est très puissant, au point où nous pouvons nous mettre nous-mêmes dans une souffrance incommensurable, juste par nos pensées.

Nous parlions jusqu'ici de l'état d'esprit des ostéopathes en consultation, mais nous pouvons extrapoler cet état d'esprit à tout ce que nous faisons dans la vie, au quotidien.

Il pleut, et nous voilà de mauvaise humeur. Untel nous fait telle réflexion et voilà que notre journée entière est ruinée. Si notre paix intérieure est vulnérable à des événements aussi futiles que la météo ou les paroles d'un autre, elle risque de ne jamais durer bien longtemps.

Une fois arrivés à un certain état de conscience, état qui nous permet d'être parfaitement attentifs à nos sensations, sans attente, sans tension, les consultations prennent une profondeur différente. Beaucoup plus satisfaisantes. Les AT étant mieux ressenties, le traitement est plus précis, plus rapide. Mais surtout, parfois, une forme d'intuition forte peut émerger du vide de notre esprit. Nous pouvons être au milieu d'un traitement tissulaire, et une idée nous vient, lancinante. Par exemple, l'idée qu'une émotion spécifique est présente et semble verrouillée, ou bien même l'idée d'un thème comme un deuil. Ce n'est pas que nous entendons des voix, c'est plutôt comme si notre esprit produisait une pensée au milieu du vide. C'est en tout cas ce qui se passe chez moi, je sais que ce n'est pas pareil pour tous les ostéopathes. Mes amis qui ont cette même approche d'écoute tissulaire présentent d'autres formes d'intuition. Mais c'est à chaque fois en étant dans un véritable calme intérieur, sans attente. Et en discutant avec les patients, il s'avère très souvent que ces « intuitions » se vérifient.

Vous comprendrez donc que c'est impossible d'avoir ce type d'intuition avec un esprit agité de multiples pensées. Il serait impossible de faire la différence entre des pensées vides inutiles, et les pensées produites par cette part de nous qui sait. D'où viennent ces intuitions ? Peut-être est-ce notre inconscient qui analyse en arrière-plan toutes sortes de choses, et fait remonter à la conscience une information. Peut-être est-ce une forme d'empathie exacerbée. Nous ne savons pas exactement. Ce qui est sûr, c'est que l'information passe, et se vérifie.

Pour moi, le plus évident au début était les émotions des patients. Assez vite, j'ai remarqué que poser ma main sur le sternum d'un patient anxieux provoquait en moi une sensation de stress. Il suffisait de retirer ma main pour que ce stress disparaisse. Parfois c'était de la tristesse, parfois de la colère. En revanche, il ne faut pas trop s'attacher à ces sensations, sinon ces émotions nous impactent et nous fatiguent terriblement. D'autant plus si le patient fait partie de la famille (c'est pourquoi parfois nous ne sommes pas très enclin à traiter les personnes de notre propre famille). Cela peut vous paraitre quelque peu difficile à croire, pourtant il y a de grande chance pour que vous ayez vous-même déjà expérimenté quelque chose de similaire. Vous sentir stressé seulement par la présence de quelqu'un, ressentir un rejet instinctif, viscéral envers une personne même sans la connaitre.

C'est en tout cas comme cela que je devine si un volume est en dysfonction à cause d'émotions « engrammées », car je le ressens en moi pendant le traitement. Je note l'information dans ma tête, et me détache de la sensation. Cette émotion ne m'appartient pas. C'est important d'ailleurs pour tout professionnel de santé…

Il est inutile d'être dans l'empathie dite « affective ». C'est-à-dire pleurer avec quelqu'un, le plaindre, se poser en victime avec cette personne en détresse. Cette empathie affective est un fonctionnement malsain pour tout le monde. Pour la personne aidante évidemment, car elle n'est pas juste envers elle-même en mettant son bien être en second plan par rapport à celui des autres. Pour la personne « aidée », cela ne l'aide aucunement et la déresponsabilise. Elle se reposera sur la personne aidante, puisqu'elle est encline à tout pour son confort.

Il nous faut être dans l'empathie dite « rationnelle ». C'est-à-dire réfléchir à comment aider la personne de manière pratique, lui apporter les outils qui pourront l'aider à sortir de son tourment... Si cette personne veut honnêtement aller mieux, votre aide lui sera précieuse et ne vous coutera rien à vous. Au contraire, cela est même gratifiant et stimulant.

Ces informations qui peuvent sembler plus « ésotériques » ne sont pas véritablement abordées à l'école d'ostéopathie. On nous parlait beaucoup de psychologie, mais on ne nous parlait pas d'intuition, de sensations étranges pendant les consultations... Pourtant, en en parlant à certains professeurs on apprend que c'est connu de bien des thérapeutes, qu'ils en parlent régulièrement entre eux mais il y a une forme de silence autour de tout ceci.

En y réfléchissant, j'ai trouvé plusieurs bonnes raisons à ce silence. La première est le souci de réputation de la profession. Déjà qu'il est difficile d'être accepté parce qu'on ne travaille pas selon les croyances de la science moderne, imaginez si on commençait à parler de sentir les émotions des autres en les touchant...

La seconde explication est que tout le monde n'est pas prêt à entendre ces choses-là. Les personnes « prêtes » ont déjà compris bien des choses par elles-mêmes. Ce sont des choses que nous expérimentons parce que nous avons ouvert notre esprit aux possibilités, en faisant confiance à l'expérience directe. Nous avons abandonné le confort de nos croyances figées, pour chercher ce qu'il se passe réellement dans l'Humain. Je le rappelle, c'est réellement cela, l'esprit scientifique.

En fin de compte, nous n'avons pas besoin d'en parler à l'école. C'est un travail qui se fait seul. L'école nous a déjà donné les meilleures armes pour continuer le chemin nous-même : les concepts de base, l'esprit critique, et le goût de l'exploration. Le reste dépend de nous.

Vous comprendrez que l'état d'esprit dans lequel nous devons nous mettre lors d'une consultation n'est pas atteignable par un claquement de doigts. Souvent, hors du cabinet, on nous demande de regarder « rapidement » les douleurs de chacun pour donner notre avis. La plupart du temps nous n'aimons pas cela car, premièrement, nous ne sommes pas dans le bon état d'esprit (c'est la même sensation que si je vous demandais de faire un sprint au milieu d'une soirée canapé-film, ce n'est pas vraiment le moment et l'état d'esprit). Et deuxièmement, c'est impossible d'être précis avec un patient debout ou dans un canapé, pas du tout détendu, sans parler de l'entorse au concept de globalité si nous devons bilanter une zone du corps « vite fait ».

Lorsque nous sommes en consultation, vous comprenez maintenant à quel point nous sommes loin de juger les poils, la forme du corps, les cicatrices. Vous n'êtes pas qu'un corps, vous êtes bien plus que ce à quoi vous vous identifiez.

Je vous invite fortement à voir votre corps et votre être entier comme l'ostéopathe le voit : une merveille de la nature. Votre beauté ne réside pas dans des critères figés, comme tout ce qui existe dans la nature. Vous en faites partie, et vous êtes aussi beaux qu'elle.

APRÈS-PROPOS

Je suis satisfait d'avoir enfin pu exprimer tout ce que je souhaitais. J'espère que vous en sortez avec plus que ce à quoi vous vous attendiez. L'ostéopathie est une médecine merveilleuse qui a beaucoup à offrir, surtout aujourd'hui dans notre système de santé et de croyances actuelles. C'est une approche qui soigne le corps, mais vous l'avez compris, pas seulement. N'hésitez pas à relire ce livre d'ici quelques temps car vous constaterez que vous comprendrez des éléments différemment, avec plus de profondeur. Vous aurez l'impression de lire un nouveau livre. En tout cas, j'espère avoir transmis ma passion et mon amour pour l'ostéopathie, l'être humain, son corps et son esprit. Je vous souhaite de vivre l'expérience de la vie comme une belle aventure. Au fond il n'y a rien à faire, rien à accomplir, juste à être. N'oubliez donc pas de cultiver le *Spiritus,* pour votre bonheur et votre santé…

Le prochain livre proposera probablement exclusivement des exercices *pratiques* de gestion du stress, des émotions et du mental de manière générale.

Amitiés,

Erwin.

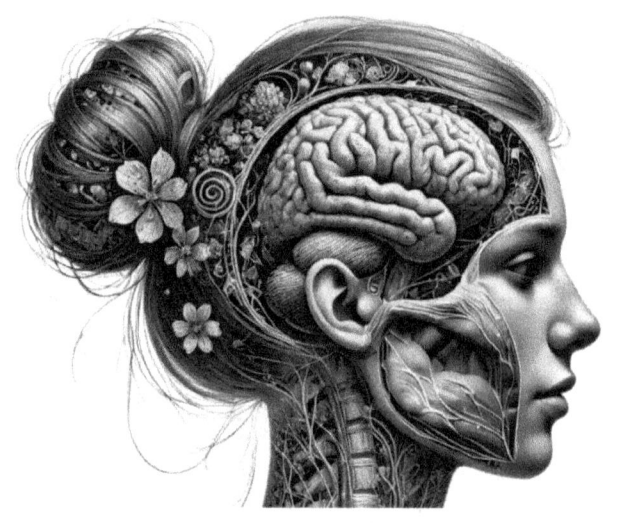

Illustrations générées par IA (DALL-E) ou sélectionnées dans la base de données libre de droits Canva

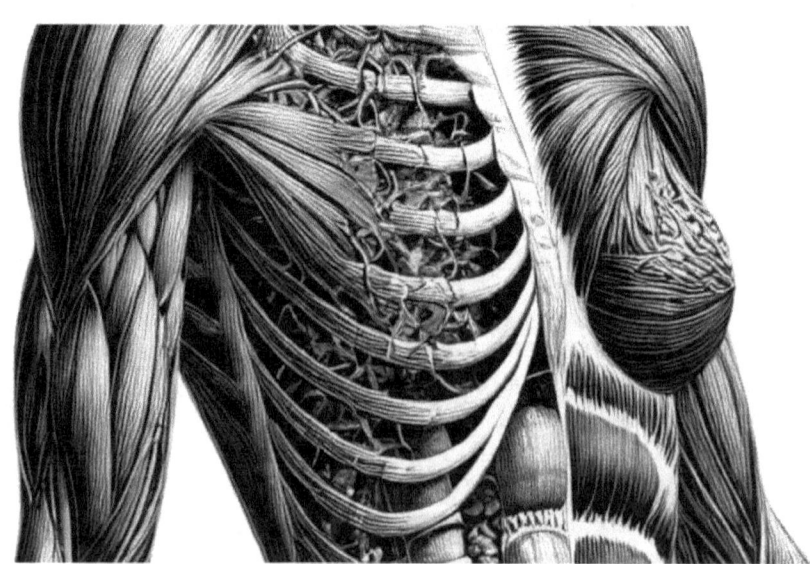

REMERCIEMENTS

Merci d'abord à mes parents qui m'ont éduqué avec amour, une chance dont je mesure pleinement la valeur. Merci à mon frère Pablo pour l'inspiration que m'a donné son ambition. Sans lui, je n'aurais jamais eu la volonté d'entreprendre. Merci à ma chère Laurine Maud PETIT, incroyable par son soutien, son amour, et sa détermination à toujours évoluer en tant que personne.

Merci à mes sœurs Ophélie et Marie, ainsi qu'à Chris (Shibby), pour faire de notre famille un clan sacrément original. Merci Mamie Hélène pour ton aide précieuse et ton soutien.

Merci à mes amis Clément, Marion, et Warren, ainsi qu'à la communauté de CrossFit Blue Monkey pour le sentiment de famille soudée et harmonieuse que j'y expérimente chaque jour.

Merci à mes amis Popy, Ilona, Maud, Aurélia, Thomas, Élise, Alexis, Lucie, Théo CATTI, Océane, Théo et Jules pour l'inspiration. Vous êtes des êtres humains extraordinaires, et c'est une passion de découvrir vos personnalités toujours plus étonnantes et divertissantes.

Merci à mon frère Cyril, sans qui je ne serais probablement pas devenu ostéopathe. Il a contribué à mon ouverture d'esprit, m'a appris beaucoup, et a su rendre sa passion contagieuse.

Merci à Jean-Pierre Guillaume et à l'ensemble des professeurs de l'école Holistéa, qui dispensent un enseignement exceptionnel avec une force incroyable face aux difficultés de notre système actuel, ainsi qu'aux attaques politiques, à la jalousie et à l'ignorance. J'en profite pour présenter mon soutien au SFDO, Syndicat Français des Ostéopathes qui défend notre profession avec compétence et résilience.

BIBLIOGRAPHIE

<u>1</u> SFDO Syndicat français des ostéopathes (2016), *La démographie des Ostéopathes en France.*

<u>2</u> Magalis Peris. (2019). *Démographie des experts/ostéopathes.* La Direction de la Recherche, des Etudes, de l'Evaluation et des Statistiques (DREES) INSEE.

<u>3</u> Journal of the American Medical Association (JAMA) 20J. Wesley. (1770). Lettres, V, 364.

<u>4</u> Andrew T. Still. (1908). *Autobiography of Andrew T. Still with a History of the Discovery and Develoment of the Science of Osteopathy,* Kirksville.

<u>5</u> H. H. Gravett. (2013). *Echoes from Dr. Still's Lectures to the Class of Ninety Six. Academy of Applied Osteopathy,* Year Book. 1948, 48-51 – Traduction : Emmanuel Piquemal.

-Hernandes S.E. et al. (2016). *Increased Grey Matter Associated with LongTerm 50 Sahaja Yoga Meditation: A Voxel-Based Morphometry Study.*

-Hölzel B. et al. (2010) *Mindfulness practice leads to increases in regional brain gray matter density*

-Kurth F. et al. (2014). *Brain Gray Matter Changes Associated with Mindfulness Meditation in Older Adults: An Exploratory Pilot Study using Voxel-based Morphometry.*

-Langer A.L. Et al. (2017). *The effect of a mindfulness-based intervention in cognitive functions and psychological well-being applied as an early intervention in schizophrenia and high-risk mental state in a Chilean sample: study protocol for a randomized controlled trial.*

-Lazar S.W. Et al. (2005). *Meditation experience is associated with increased cortical thicknes.*

6 Andrew Taylor Still, (1902). *Philosophie et principes mécaniques de l'ostéopathie.* Traduction : Pierre Tricot pp. 246-247

7 Andrew Taylor Still. *Autobiographie du fondateur de l'ostéopathie.* Traduit par Pierre Tricot, 2017.

8 Damsa C., Pull L.C. (2003). *Neuro-imagerie et états de stress post-traumatique*

9 Etkin Y., Wager T.D. (2007) Functional neuroimaging of anxiety: a metaanalysis of emotional processing in PTSD, social anxiety disorder, and specific phobia. Am J Psychiatry ; 164 : 1476-88

10 Hernandez S.E. et al. (2016) Increased Grey Matter Associated with LongTerm 50 Sahaja Yoga Meditation: A Voxel-Based Morphometry Study

-Hölzel B. et al. (2010) Mindfulness practice leads to increases in regional brain gray matter density

-Kurth F. et al. (2014) Brain Gray Matter Changes Associated with Mindfulness Meditation in Older Adults: An Exploratory Pilot Study using Voxel-based Morphometry

-Langer A.L. Et al. (2017) The effect of a mindfulness-based intervention in cognitive functions and psychological well-being applied as an early intervention in schizophrenia and high-risk mental state in a Chilean sample: study protocol for a randomized controlled trial

-Lazar S.W. Et al. (2005) Meditation experience is associated with increased cortical thickness

11 Damsa C., Pull L.C. (2003). *Neuro-imagerie et états de stress post-traumatique*

12 H.H. Fryette. (1983). *Principes des techniques ostéopathiques.* Société belge d'ostéopathie, Bruxelles, p. 12.

13 Henry-Feugeas MC. Et al. (1993). *Temporal and spatial assessment of normal cerebrospinal fluid dynamics with MR imaging. Magn Reson Imaging.* 11(8) :1107-18. ER

14 Nelson KE et al. (2001). *L'impulsion rythmique crânienne et l'oscillation de Traube-HeringMayer : Comparaison de la palpation et de la fluxmétrie laser-Doppler.* Journal de l'AOA.

15 Guillaume, J.P. (2012). Mobilité de la boite crânienne : Hypothèse de la compliance. Paris (Bobigny) : Thèse de médecine.

Heisey, R. (1993). *Role of cranial mobility in cranial compliance : experimental studies.* Neurosurgery , 33, 869-877.

16 Jean Pierre Guillaume. (2009). *Être vivant, L'ostéopathie, nouvelle médecine humaniste.*

17 -Anderson RE, Seniscal C. (2006). *A comparison of selected osteopathic treatment and relaxation for tension-type headaches.* Headache. 46(8):1273-80. ECAA

- Maistrello, Rafanelli, Turolla. (2019). *Manual Therapy and Quality of Life in People with Headache: Systematic Review and Meta-analysis of Randomized Controlled Trials.*
- F. Ceritelli, L. Ginevri. (2021). *Clinical effectiveness of osteopathic treatment in chronic migraine* : 3-Armed randomized controlled trial.

18 Hollis H King et al. (2003*). Osteopathic manipulative treatment in prenatal care: a retrospective case control design study.*

19 Maria Luisa Arruda Correia, Fernando Maia Peixoto Filho, Saint Clair Gomes Júnior. (2023) *Influence of Osteopathic Manipulative Treatment on the Quality of Life and the Intensity of Lumbopelvic Pain in Pregnant Women in the Third Trimester: A Prospective Observational Study*

20 Francesco Cerritelli et al. (2013). *Effect of osteopathic manipulative treatment on length of stay in a population of preterm infants: a randomized controlled trial.*

21 Cerritelli F. et al. (2015). *Clinical effectiveness of osteopathic treatment in chronic migraine: 3-Armed randomized controlled trial.* Complement Ther Med. Apr; 23(2):149-56. ECAA

22 Amiel-Tison C, Soyez-Papiernik E. (2008). *Cranial osteopathy as a complementary treatment of postural plagiocephaly.* Arch Pediatr. 15 Suppl : S24-30. RB

23 M Sillem et al. (2016). *Osteopathy for Endometriosis and Chronic Pelvic Pain* - a Pilot Study.

24 Christelle Nguyen et Coll. (2021). *Effect of Osteopathic Manipulative Treatment vs Sham Treatment on Activity Limitations in Patients With Nonspecific Subacute and Chronic.* Internal Medicine Low Back Pain - A Randomized Clinical.

26 Bouter LM. (2000). *Insufficent scientific evidence for efficacy of widely used electrotherapy, laser therapy, and ultrasound treatment in physiotherapy.* Ned Tijdschr Geneeskd ;144: 502-5.

27 Park DY, Chou L. (2006) *Stretching for prevention of Achilles tendon injuries: A review of the literature.* Foot Ankle Int ;27(12):1086-95.

28 J.R. Basford, G. A. Malanga et al. (1998*) A randomised controlled evaluation of low-intensity laser therapy: plantar fasciitis.* Arch Phys Med Rehabil.

29 Louise Pieters et al. (2020). *An update of systematic reviews examining the effectiveness of conservative physiotherapy interventions for subacromial shoulder pain.*

30 La loi n° 2002-303 du 4 mars 2002 relative aux droits des malades et à la qualité du système de santé, Article 75.

31 Nicolas Bouzou, Charles-Antoine Schwerer, Pierre Bentata (2019). *L'ostéopathie en France : Un bilan économique positif.* Asterès.

32 Ross A. Thompson. (2014). *Stress and child déveloment.*

www.ingramcontent.com/pod-product-compliance
Lightning Source LLC
Chambersburg PA
CBHW052257220526
45471CB00001B/371